全国高等医药院校护理系列教材

# 护理技能
# 临床案例分析

主　编　张美琴

副主编　彭幼清

编　者（按姓氏笔画排序）

王园园　同济大学附属东方医院

朱宏艳　上海交通大学医学院附属国际和平妇幼保健院

刘于畠　上海医药高等专科学校

李凤萍　上海医药高等专科学校

陈佳洁　上海交通大学附属胸科医院

陈黎芸　上海交通大学医学院附属仁济医院

张美琴　上海医药高等专科学校

范　青　上海交通大学附属第一人民医院

金彩萍　上海交通大学附属胸科医院

贾　云　上海交通大学附属第一人民医院

顾慧萍　上海交通大学医学院附属上海儿童医学中心

徐晓燕　上海交通大学医学院附属第三人民医院

徐婷婷　上海交通大学附属儿童医院

郭颖达　上海医药高等专科学校

黄斯旖　上海交通大学医学院附属第九人民医院

彭幼清　同济大学附属东方医院

蔡　颖　同济大学附属东方医院

雒胜男　上海交通大学医学院附属新华医院

鞠　莹　上海交通大学医学院附属仁济医院

秘　书　郭颖达

复旦大學出版社

专业教学改革和建设是高等职业教育人才培养模式改革的核心。目前，校企合作的多元模式、基于工作过程的课程体系、项目引领的模块化课程等已形成护理职业教育的新模式。

为了更好地使教学内容与岗位需求融合，帮助学生把理论知识应用于临床实践中，在学习中充分体验临床实景，更早地接触临床，本教材收集了大量与护理技能相关的临床一线案例，形成原创案例库，进行剖析和点评，并且运用了大量临床一线的实景图片。本教材可作为学习护理课程的辅助教材，为学生发挥主观能动性、自主学习提供了学习平台。本教材还体现了校企深度融合的趋势，充分结合职业岗位及学生特点，运用案例引领、项目驱动及交互学习的方式，把护理技能与岗位实际要求充分联系起来，扩大学生的视野。

参与本教材编写的大部分作者是来自于各大医院临床一线的护理工作者。在教材建设中，每一项改革都需要通过实践去证明其合理性及科学性。因此，我们把这本具有创新性的教材奉献给广大护理专业教师、护理专业本科、大专、中专学生及临床护理工作者，并恳切希望谅察及惠正。

在本教材的编写过程中，我们得到了广大护理界同仁及临床各大医院的大力支持，在此谨致以真诚的感谢！

张美琴

2014 年 7 月

# 目　录

# 第一单元

# 医疗环境与安全护理技能

————————————————————>>>>>

# 项目一 | 入院护理与出院护理

## 模块一 入院护理

### 案例一

袁某，女，81岁，小学文化，退休工人。病人1年前出现口干、多饮，无明显多食，多尿，消瘦。实验室检查：空腹血糖（FBG）15 mmol/L，诊断为糖尿病，开始口服降糖药物。3个月前开始出现小便泡沫增多，查尿蛋白＋。近2个月血糖控制欠佳，FBG 11.1 mmol/L，糖化血红蛋白（HbAlc）8.3%，空腹胰岛素19.96 mU/ml，尿微量白蛋白（尿MA）757 mg/L。为进一步诊治，门诊拟以"2型糖尿病，糖尿病肾病"收治入院。病人忧郁、担心、无助。医嘱：内科护理常规；二级护理；低脂、优质蛋白、糖尿病饮食；血糖监测，予胰岛素泵控制血糖；予黄葵胶囊减少蛋白尿；完善相关检查等。请分析该病人主要护理诊断及护理要点。

**分析：**

1. 主要护理诊断 书写规范如下。

● 营养失调：低于机体需要量 与胰岛素分泌不足，葡萄糖不能充分利用有关。

● 潜在并发症：低血糖、酮症酸中毒。

● 知识缺乏：缺乏糖尿病自我管理能力。

2. 护理要点

（1）准备床单位：病人来病区后热情接待，核对入院申请单和住院证，办理入院手续。

（2）介绍：由责任护士带领病人至床旁，向病人及家属自我介绍，并介绍床位医生、护士长；介绍病区环境和生活设施；介绍并签住院须知（作息、请假、陪护、查房制度、护理安全告知、每周健康教育宣教日期及内容介绍、病人权利、义务、严禁吸烟等）。

（3）卫生处置及评估：协助病人卫生处置（剪指甲等），换病衣裤，称体重，测量生命体征（图1-1-1）。完成入院评估（基本信息、意识状态、皮肤、大小便、药物过敏史、导管等），了解病人的主诉、症状、自理能力、心理状况等。向病人及家属宣教"老年告知书"并落实各项防跌措施（图1-1-2）。

（4）饮食宣教：合理控制总热量，定时定量，少量多餐。

（5）治疗指导：指导病人正确使用血糖监测仪，定期做好监测及记录，告知药物常见不良反应。

（6）活动辅导：指导病人选择合适的运动，以有氧运动为佳。运动时随身携带糖果及糖尿病卡，避免在胰岛素或口服降糖药作用最强时运动，运动后做好记录，观察疗效和不良反应。

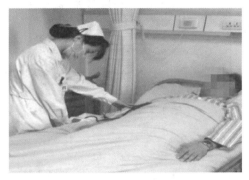

图 1-1-1　测量血压

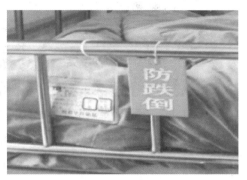

图 1-1-2　防跌措施

**案例二**

顾某，男，50岁，小学文化，农民。病人于2年前无明显诱因下出现头部胀痛感，表现为晨轻暮重，以右顶结节周围为重，休息后可缓解。病人初不以为意，2年来病情无好转，为求进一步治疗来院就诊。头颅CT扫描示：右侧大脑镰旁占位，门诊拟以"右侧大脑镰旁占位"收治入院。病人焦虑、担心。医嘱：神经外科护理常规；二级护理；普食。请分析该病人主要护理诊断及护理要点。

**分析：**

1. 主要护理诊断　书写规范如下。

● 焦虑　与病人担心疾病预后有关。

● 疼痛　与右侧大脑镰旁占位引起头部胀痛有关。

● 睡眠形态紊乱　与环境的改变有关。

2. 护理要点

（1）向病人介绍病区的环境及作息制度（图1-1-3），帮助病人尽快适应住院环境。

（2）准备床单位，测量病人身高、体重、生命体征，完成皮肤评估、跌倒评估等入院评估，填写各类入院护理记录单（图1-1-4）。

（3）向病人解释疼痛的原因，提醒病人在疼痛加重时注意休息。

（4）鼓励家属在病人没有表现出疼痛的时候也要给予关注和支持。

（5）给病人提供白天休息的机会及保证其夜晚不干扰睡眠。

3. 心理护理与健康指导　增强病人战胜疾病的信心，告知病人疾病预后，消除悲观、沮丧的消极情绪。

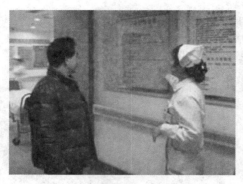

图 1-1-3　病区环境及作息制度介绍

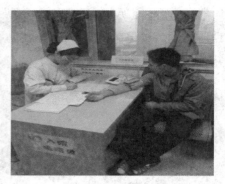

图 1-1-4　入院接待

**案例三**

倪某，女，41岁，初中文化，工人。病人因"发热伴咳嗽、咳痰5d，胸闷、气急1d"来院就诊，急诊拟以"重症肺炎，呼吸衰竭"收治入院。病人神志不清，给予吸氧和吸痰，吸出大量淡血性痰。查C反应蛋白、白细胞计数和中性粒细胞百分比均升高；生化检查结果提示：肝功能受损；血气检查提示：呼吸衰竭；胸片提示：两肺炎症；体温38.9℃，脉搏110次/分，呼吸24次/分，血压80/60mmHg。医嘱：内科护理常规；特级护理；呼吸机辅助呼吸；禁食；留置胃管，深静脉置管，导尿；予抗感染、化痰平喘、护肝治疗。请分析该病人主要护理诊断及护理要点。

**分析：**

1. **主要护理诊断**　书写规范如下。

● **气体交换受损**　与肺部炎症、痰液黏稠等引起呼吸面积减少有关。

● **清理呼吸道无效**　与肺部炎症、痰液黏稠有关。

● **体温过高**　与致病菌引起肺部感染有关。

● **潜在并发症：感染性休克。**

2. **护理要点**

（1）准备床单位：安置病人于危重病室，床上加铺橡胶中单和中单。

（2）积极配合医生抢救：严格实行特级护理，密切观察病情变化，进行心电监护（图1-1-5），记录24h出入量。若发现病人发绀、四肢厥冷、心动过速、尿量减少、血压下降等休克征象，应及时通知医生，准备药品，配合抢救。

（3）呼吸管道护理：为病人翻身、拍背，使痰液容易排出。按需吸痰，严格无菌，吸痰动作轻柔，每次吸痰时间少于15s。吸痰时注意观察病人生命体征，痰液吸出后观察痰液颜色、性质、气味和量。

（4）发热护理：采用乙醇擦浴、冰袋进行物理降温，预防惊厥。以逐渐降温为宜，防止虚脱。病人出汗时，及时擦汗、换衣，避免受凉。每4h使用耳温仪测量体温（图1-1-6）。

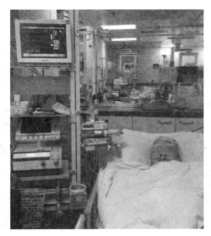

图 1-1-5　生命体征监护

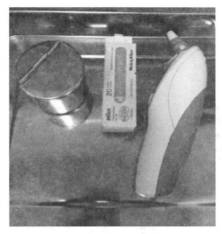

图 1-1-6　耳温仪

**案例四**

　　骆某,男,69 岁,中学文化,退休。病人因"胸闷 6 d,发热伴意识障碍 1 d"来院就诊。查血常规提示:C 反应蛋白(CRP)< 1 mg/L,白细胞(WBC)计数 $9.09 \times 10^9$/L,中性粒细胞百分比(N%)77.8%;血气分析提示:pH 7.30,二氧化碳分压($PCO_2$)39.1mmHg,氧分压($PO_2$)53.4 mmHg,氧饱和度($SO_2$)83.0%;体温 38.1℃。立即行气管插管,呼吸机辅助呼吸,为求进一步治疗,拟以"肺部感染"收入 ICU 治疗。病人病情危重,且为首次住院,家属非常焦虑、不安。医嘱:内科护理常规;特级护理;呼吸机辅助通气;鼻饲流质饮食;留置胃管、深静脉置管、导尿管;给予抗感染、化痰平喘治疗。请分析该病人主要护理诊断及护理要点。

**分析:**

　　1. 主要护理诊断　书写规范如下。

● 体温过高　与致病菌引起肺部感染有关。

● 清理呼吸道无效　与肺部炎症、痰液黏稠有关。

● 无能性家庭应对　与家属对 ICU 住院环境和制度不了解,对诊疗过程不熟悉有关。

● 语言沟通障碍　与经口气管插管导致不能进行语言沟通有关。

　　2. 护理要点

　　(1) 入院护理与心理护理:准备床单位(图 1-1-7),迎接病人;向病人和家属介绍病人的住院环境、床单位设施、ICU 探视制度,签发住院须知(图 1-1-8);做好入院宣教,减轻病人和家属的焦虑。

　　(2) 严格实行特级护理:密切观察病情变化,进行心电监护,记录 24 h 出入量。正确实施口腔护理,预防压疮。

　　(3) 发热护理:采用乙醇擦浴、冰袋、冰帽进行物理降温,预防惊厥。

（4）呼吸管道理：按需吸痰，严格执行无菌操作，注意观察痰液颜色、性质、气味和量。做好气管插管护理。

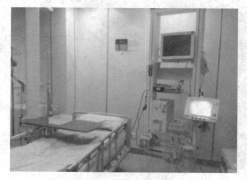

图 1-1-7　ICU 床单位

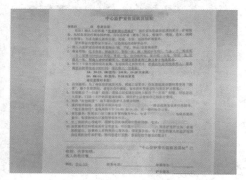

图 1-1-8　ICU 住院须知

**案例五**

孙某，男孩，1 岁。病儿入院前 3 h 被撞倒，即感左下肢明显疼痛，并逐渐肿胀，活动受限，于外院就诊摄片示：左股骨干骨折，转至本院就诊，拟以"左股骨干骨折"收治入院。左下肢石膏托固定中，左大腿压痛明显伴肿胀，足趾温，活动可，末梢循环可。请分析该病儿主要护理诊断及入院护理要点。

**分析：**

1. 主要护理诊断　书写规范如下。

● 疼痛　与骨折有关。

● 肢体活动受限　与骨折有关。

● 有皮肤受损的危险。

● 潜在并发症：肢体血运循环障碍。

2. 护理要点

（1）办理住院手续：平车护送入病区。

（2）准备床单位用物：病区护士接住院处通知后，根据病情需要安排床位。将备用床改为暂空床，备齐所需病儿用物（图 1-1-9）。

（3）完成住院评估：使用生命体征测量仪（图 1-1-10）测量体温、脉搏、呼吸、血压，对能站立的病儿测身高、体重并记录。填写住院病历和有关护理表格。通知主管医师诊视病儿。

（4）遵医嘱给予药物止痛：向家属做好解释工作，告知引起疼痛的原因。同时采取非药物止痛方法，如听音乐、玩游戏等。

（5）指导病儿家属做好皮肤护理：病儿大小便后及时清洁局部皮肤；正确摆放病儿体位，鼓励病儿多活动足趾、踝关节，预防关节僵硬等并发症。

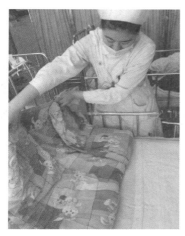

图 1-1-9　床单位准备

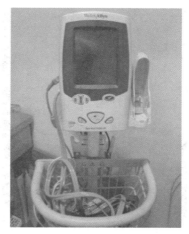

图 1-1-10　生命体征测量仪

**案例六**

　　张某，女，29 岁，高中文化，公司职员。产妇一胎零产（G1P0），孕 38+5 周，孕期顺利，无其他并发症。4 h 前出现不规则腹痛，伴有少量见红。急诊查体：胎心 145 次/分，扪及不规则宫缩，宫口开一指，拟以"G1P0，孕 38+5 w，先兆临产"急诊收治入院。入院后常规胎心监护呈反应型、波动性。3 h 后，主诉疼痛无法忍受，间隔 3 min，持续 20 s。查体：宫口开 1 cm。请分析该病人主要护理诊断及护理要点。

**分析：**

1. 主要护理诊断　书写规范如下。

● 疼痛　与规律宫缩有关。

● 焦虑　与无法耐受宫缩疼痛、医院环境陌生有关。

● 知识缺乏：缺乏有关产程进展的知识。

2. 护理要点

（1）入院后介绍：向其详细介绍病区环境（图 1-1-11）、产房位置、家属陪伴制度等。

（2）入院评估：完成各项入院评估，及时书写护理记录。

（3）针对性健康宣教：

1）向产妇介绍 3 个产程并解释不同分娩方式的优缺点，使其对生产过程有心理准备。

2）协助产妇取左侧卧位（图 1-1-12）。

3）教会孕妇减轻疼痛的方法，如拉美兹呼吸法的第 1 阶段：完全放松身体，眼睛选择一个定点凝视，深吸气，然后缓慢均匀吐气。宫缩时可让家属轻抚按摩腰部。

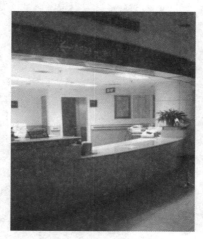

图 1-1-11　病区环境

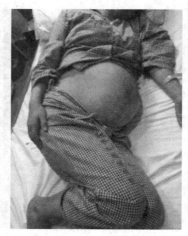

图 1-1-12　左侧卧位

（黄斯旖　雒胜男　朱宏艳　王园园　陈黎芸　金彩萍　徐晓燕）

## 模块二　出院护理

**案例一**

赵某，男，68岁，初中文化，退休工人。病人因"Ⅲ度房室传导阻滞"住院治疗。入院后完善各项检查后于局麻下行"双腔起搏器安置术"。术后伤口恢复良好。心电监护示：起搏心率60次/分。由于过分担心伤口出血，患肢活动较少。术后1周拆线出院。请分析该病人主要护理诊断及护理要点。

**分析：**

1. **主要护理诊断**　书写规范如下。

● 知识缺乏：缺乏起搏器术后保健知识。

● 潜在并发症：起搏器感知不良、起搏器失灵。

● 活动无耐力　与过分担心起搏器伤口有关。

2. **护理要点**

（1）告知病人各项注意事项：办理出院手续及取药的流程（图1-1-13），发放出院指导，发放门诊随访卡及出院手册（图1-1-14），告知各类家用电器及医疗器械的安全距离和使用方法。

（2）健康教育：

1）告知病人注意保持起搏器安装植入处皮肤清洁及干燥，避免撞击，洗澡时勿用力搓擦。出院后指导病人在自我皮肤护理时注意一只手固定起搏器，另一只手清洗皮肤，防止早期用力后造成起搏器移位。

2）告知病人起搏器术后最初半年每月复诊1次，以评估起搏器效果及病人症状改善情况，判断和检查有无电极移位等。半年之后每3个月门诊复查1次，1年之后每半年门诊复查1次。若自觉心悸、胸闷、头晕、黑蒙或自测脉搏缓慢，应立即就医。

3）用药宣教：告知病人需遵医嘱服用抗心律失常药物，忌擅自停药或者减少药量。

（3）活动的护理：告知病人术后肢体活动的重要性及方法，协助并指导病人进行术侧肢体的运动，由被动运动起，运动幅度逐渐增大，以摸到对侧耳垂为宜。应劳逸结合，避免过度劳累，运动量以不感到劳累为宜。

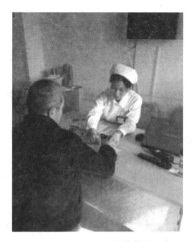

图 1-1-13　出院指导

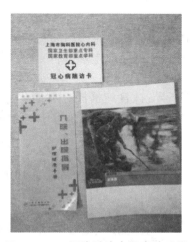

图 1-1-14　门诊随访卡及出院手册

**案例二**

　　孙某，女，48岁，小学文化，工人。病人胸闷、气促5年，现加重1年，伴咳嗽、咳痰、下肢水肿，为进一步治疗入院。诊断为心力衰竭，入院后完善各项辅助检查，予以强心、利尿、扩血管治疗后症状得到缓解，水肿逐渐消退，气促缓解。准予出院，出院带药：地高辛（洋地黄类强心药）、呋塞米（速尿，排钾利尿药）、螺内酯（安体舒通，保钾利尿药）、缬沙坦（代文，降压药）。请分析该病人主要护理诊断及护理要点。

🔍 分析：

1. 主要护理诊断　书写规范如下。

● 心输出量减少　与心力衰竭有关。

● 知识缺乏：缺乏疾病及用药知识。

● 潜在并发症：洋地黄中毒、电解质紊乱。

2. 护理要点

（1）告知病人注意事项：出院手续办理流程和门诊随访时间（图1-1-15）。

（2）药物指导：

1）指导病人应用洋地黄药物时应严格遵照医嘱按时按量服用，服洋地黄前必须数脉率，以不低于 60 次 / 分为宜；若出现恶心、呕吐、食欲缺乏、头痛、眩晕、视觉改变、心律失常等要及时就医。

2）利尿药：每日测体重，监测水肿情况。使用利尿药物宜选择白天，以防起夜频繁导致睡眠紊乱。

（3）健康教育：

1）避免呼吸道感染、血压升高、情绪激动、劳累过度、饮酒、饱餐等诱发因素。居家室内环境应保持环境安静、舒适整齐、空气新鲜，冬天注意保暖，防止呼吸道感染。养成良好的生活习惯，加强腹部按摩，减轻精神心理的不安。排便时避免用力屏气，以防增加心脏负担，便秘时服用润肠药以保持大便通畅。

2）活动指导：可采取走步、打太极拳等多种运动形式，运动量以不引起心慌气促为宜，一般每次 20~40 min。

3）饮食指导：饮食应清淡、易消化、富含营养，宜食用汤粥类，少食多餐；晚餐宜少食，防止夜间发病；控制钠盐的摄入；减少刺激性饮食，禁止饮酒、吸烟，禁用浓茶、咖啡或辣椒等；多吃新鲜蔬菜、水果、豆制品；多摄食含钾、镁的食物，如柑橘、香蕉、菠菜等。

（4）整理出院病人病历（图 1-1-16），将空病历排在病历车中反向放置。

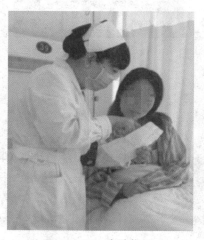 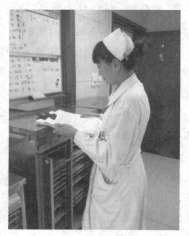

图 1-1-15　出院指导　　　　图 1-1-16　整理出院病人病历

### 案例三

周某，女，28 岁，初中文化，工人。产妇于 4d 前顺产分娩一男婴，会阴 Ⅰ 度撕裂＋缝合术。新生儿阿氏评分（Apgar 评分）：出生 10 分，出生后 5 min 母婴同室。产妇现宫缩佳，宫底脐下一指（U-1F），恶露量少，会阴伤口愈合佳。新生儿吸吮佳。明日出院。请分析该病人主要护理诊断及护理要点。

分析:

1. 主要护理诊断　书写规范如下。

- 有感染的危险　与分娩后产生恶露有关。
- 睡眠形态紊乱　与按需母乳喂养有关。
- 知识缺乏:缺乏产褥期相关知识。

2. 护理要点

（1）出院后产褥期保健宣教:嘱产妇恶露干净前不吃活血的热性食物;注意保持个人清洁卫生,如厕后用熟水清洗外阴,定时更换产褥垫,保持会阴干燥。可洗淋浴,产后42 d内避免盆浴及同房。

（2）乳房保健:指导产妇佩戴哺乳文胸,按需哺乳。

（3）新生儿护理指导:指导产妇进行新生儿沐浴（图1-1-17）与脐部护理;讲解如何进行新生儿喂养,产后半小时内让新生儿开始吸吮,做到早吸吮,早开奶（图1-1-18）;指导新生儿疫苗接种。

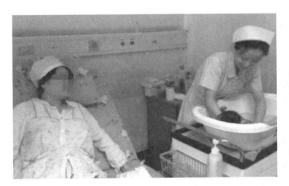

图1-1-17　床边新生儿沐浴指导

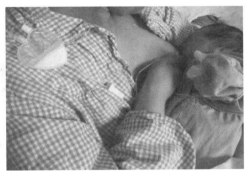

图1-1-18　母乳喂养

## 案例四

王某,女,45岁,高中文化,公司职员。病人20年前生产时大出血,具体不详。产后有乳汁分泌,体质较前差,极易感冒,伴脱发,皮肤干燥,反复腹泻,食欲缺乏。后月经量减少,10余年前绝经。外院曾诊断为希恩综合征,予甲状腺素片治疗,后自行停药。6 d前上述症状加重,神情淡漠,为进一步治疗来院。急诊查体:肌酐50 μmmol/L,血钾3.40 mmol/L,血钠104 mmol/L,血氯69 mmol/L,血钙1.93 mmol/L,血磷0.55 mmol/L,白细胞计数$3.2×10^9$/L,拟以"希恩综合征"收治入院。医嘱:外科护理常规;二级护理;激素替代治疗;病因治疗。住院治疗10 d后据医嘱出院。请分析该病人主要护理诊断及护理要点。

分析:

1. 主要护理诊断　书写规范如下。

- 自我形象紊乱　与腺垂体分泌激素低下所致心理、形体改变有关。

● 知识缺乏:缺乏所患疾病的有关知识。

● 潜在并发症:垂体危象。

2. 护理要点

（1）保健指导:讲解疾病的相关知识,嘱病人注意休息,避免过度劳累、感染、饥饿、寒冷等诱发因素,保持心情愉悦;积极主动关心病人,消除其自卑心理;帮助病人改变自我形象,如建议戴假发等。

（2）密切观察病情:注意生命体征变化,确保激素正确使用。一旦发生垂体危象立即报告医生紧急处理。

（3）出院护理:

1）执行出院医嘱,撤销病人床位卡及相关治疗护理等,填写出院护理记录单,登记电话回访本。

2）发放出院宣教手册（图 1-1-19）,告知出院后相关注意事项和门诊复查时间,测量出院病人满意度（图 1-1-20）。

3）协助病人整理用物、办理出院手续,护送病人出院。

4）处理出院病人床单位,铺好备用床;整理出院病历,交病历室保存。

5）1 周后电话回访,评估病人出院后服药情况,再次告知其门诊复查时间。

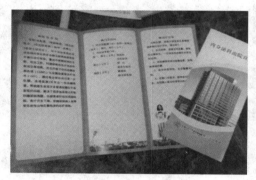

图 1-1-19　出院宣教手册

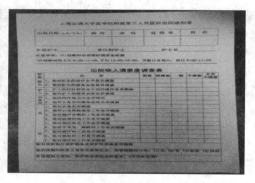

图 1-1-20　出院病人满意度评价表

### 案例五

陈某,男,57 岁,初中文化,农民。病人 4 年前因心慌、四肢乏力、消瘦（体重下降 15 kg）、烦躁,查甲状腺功能,结果异常,确诊为甲状腺功能亢进。予甲巯咪唑（他巴唑）口服治疗,治疗期间症状加重,出现肝功能异常,伴有夜间睡眠差,病人自行停药。入院前 1 个月感觉心悸,胸闷症状加重,拟以"甲状腺功能亢进"收治入院。测血清游离三碘甲腺原氨酸（$FT_3$）7.53 pmol/L,促甲状腺激素（TSH）0.05 mol/L。病人烦躁,对疾病治疗无信心。医嘱:内科护理常规;二级护理;忌碘饮食;予富马酸比索洛尔（康忻）控制心率;予呋塞米（速尿）、螺内酯（安体舒通）利尿消肿,减轻心脏负担;予曲美他嗪（万爽力）营养心肌;予缓宁降压。完善辅助检查。治疗 5 d 后医嘱:出院。请分析该病人主要护理诊断及护理要点。

⚖ 分析:

1. 主要护理诊断　书写规范如下。

● 营养失调:低于机体需要量　与机体代谢增快、消耗过多有关。

● 应对无效　与性格及情绪改变有关。

● 潜在并发症:甲状腺功能亢进危象。

2. 护理要点

（1）给予高热量、高蛋白、富含糖分及维生素 B 族的饮食。3 餐足量供给,保证水分摄入,避免进食含碘丰富食物。

（2）心理护理:向病人解释病情,提高其对疾病的认知水平,减少病人激动、易怒的精神症状。

（3）观察指导:告知病人甲状腺功能亢进危象的症状及处理方法,注意监测生命体征、神志、体重、精神状态、饮食、睡眠、活动能力、二便及其出入量变化。

（4）出院护理:

1）责任护士根据医嘱通知病人及家属做好出院准备,告知其出院流程（图 1-1-21）。

2）强调抗甲状腺功能亢进药物长期服用的重要性,服用抗甲状腺功能亢进药物者应注意复查甲状腺功能、血常规和肝肾功能;告知病人甲状腺功能亢进及甲状腺功能亢进危象的临床表现、治疗、饮食原则和要求。

3）指导自我监测:每日清晨卧床时自测脉搏,定期测量体重。脉搏减弱、体重增加是治疗有效的重要标志。

4）每隔 1~2 个月门诊随访做甲状腺功能测定。

5）执行出院医嘱,撤销病人床位卡及相关治疗护理等,填写出院护理记录单,登记电话回访本。1 周后进行电话回访,评估病人出院后服药情况,再次告知其门诊复查时间。

6）消毒床单位（图 1-1-22）,准备迎接新病人。

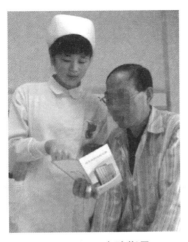

图 1-1-21　**出院指导**

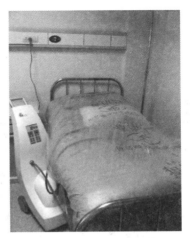

图 1-1-22　**床单位消毒**

（张美琴　陈佳洁　朱宏艳　徐晓燕）

## 模块三　运送病人的护理

**案例一**

　　张某，女，77岁，初中文化，工人退休。病人于7年前无明显诱因下出现反复胸闷、气促，至医院行冠状动脉造影，确诊为冠心病。植入支架，后规律服用阿司匹林维生素C（拜阿司匹林）、氯吡格雷（波利维）等。3 d前，胸闷、气促加重，急诊拟以"冠心病支架植入术后心功能Ⅲ级"收治入院，由平车送入病房。医嘱：内科护理常规；二级护理；补液治疗。请分析该病人主要护理诊断及护理要点。

**分析：**

1. **主要护理诊断**　书写规范如下。

● **活动无耐力**　与氧气供需失调有关。

● **有便秘的危险**　与进食少、活动少、不习惯床上排便有关。

● **沐浴/卫生自理缺陷**　与治疗需要绝对卧床有关。

2. **护理要点**

（1）移动病人至平车：先将平车推至与床平行，并紧靠床边固定（图1-1-23）；协助病人移动到平车上。注意妥善固定各类管道。

（2）平车使用：病人头部置于平车的大轮端，推车时小轮在前，车速适宜，拉起护栏，护士站于病人头侧（图1-1-24）。上下坡时应使病人头部在高处一端。确保输液和引流的通畅，特殊引流管可先行夹闭，防止牵拉脱出。

（3）心理支持：指导病人保持乐观、平和的心情，正确对待自己的病情。告诉家属对病人要积极配合和支持，并创造一个良好的身心修养环境，生活中避免对其施加压力。

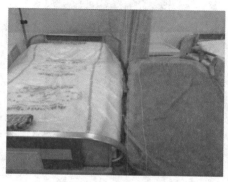

图1-1-23　**平车紧靠床旁**

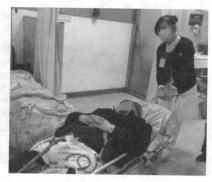

图1-1-24　**转运病人**

## 案例二

钱某，女，38岁，大学本科，自由职业者。病人主诉外院体检CT扫描示：右上肺毛玻璃影，由门诊收治入院。入院后在全麻下行"胸腔镜辅助下右肺上叶切除＋纵隔淋巴结清扫术"。术后，携胸管1根、颈内静脉穿刺管1根、留置导尿管1根。请分析该病人主要护理诊断及护理要点。

分析：

1. 主要护理诊断　书写规范如下。

● 有胸管滑脱的危险　与搬运病人有关。

● 有受伤的危险　与个体活动能力障碍有关。

● 有逆行感染的可能　与留置各种引流管有关。

2. 护理要点

（1）运送入病区：由ICU卫生员与ICU护士共同用ICU专用转运床（图1-1-25）护送病人至病房。

（2）运送注意事项：运送病人时，用两把血管钳交叉夹紧胸管，防止滑脱。水封瓶妥善放于转运床上，防止滑落（图1-1-26）。

（3）导管护理：妥善固定导管，导尿管应低于耻骨联合以下。搬运病人前先将胸腔引流管及导尿管夹闭，防止逆流。

（4）观察：转运过程中注意观察病人情况，包括神志、面色及是否呼吸不畅等。

（5）运送安全：严格遵照转运流程转运病人。动作轻巧、稳重，增强病人安全感，减轻恐惧感。搬运病人时注意安全，防止坠床。

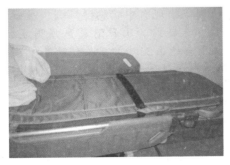

图1-1-25　ICU专用转运床

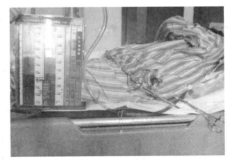

图1-1-26　平车转运中夹闭胸腔引流管

## 案例三

李某，男，57岁，高中文化，自由职业者。主诉于1个月前无明显诱因下出现气急。外院胸部CT扫描示：气管占位，予抗感染治疗未缓解。我院门诊拟以"气管肿瘤"收治入院。在全麻下行"气管肿瘤切除＋食管外置＋空肠造瘘术"。术后1周，遵医嘱至放射科拍摄胸片。请分析该病人主要护理诊断及护理要点。

**分析：**

1. 主要护理诊断 书写规范如下。

● 有受伤的危险 与个体活动能力障碍有关。

● 躯体移动障碍 与躯体移动受到强制性约束有关。

2. 护理要点

（1）运送：用轮椅（图 1-1-27）运送病人，由专人护送病人至放射科。

（2）观察：转运途中关心病人，询问有无不适，注意观察病人面色、气促、有无焦虑等。

（3）妥善固定胸管：用两把血管钳交叉夹紧胸管，将水封瓶置于轮椅上，防止胸管滑脱及胸液倒流（图 1-1-28）。

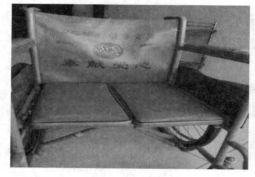

图 1-1-27 轮椅

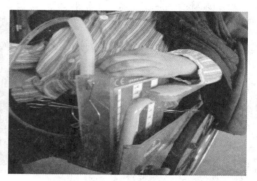

图 1-1-28 轮椅转运中胸腔引流夹闭

### 案例四

廉某，女孩，1 岁。病儿 6 d 前无明显诱因下出现喉中喘鸣伴声嘶、咳嗽，当时有发热，最高体温 39.5℃，家长未予重视，未就诊。次日清晨声嘶明显加重，并出现言语不连贯，呼吸急促伴唇周发绀，于当地医院就诊，收住院。予头孢替唑、地塞米松等治疗后无明显缓解，于局麻下行"气管切开术"，术后呼吸困难缓解。病情稳定后，昨行气管套管堵管后，病儿出现气促、咳嗽、呼吸费力，咳剧时有呕吐，遂解除堵管，并转我院进一步治疗。急诊请五官科会诊指示：控制原发病，择期行堵管术。为求进一步诊治，门诊拟以"急性喉炎、肺炎、气管切开术后"收治入院。医嘱：儿科重症监护病房（PICU）常规护理；特级护理；告病危；测血压；气管切开术后护理；暂禁食；完善检查；抗感染；超声雾化吸入，吸痰，补液。病情稳定后转入呼吸内科继续治疗。请分析该病儿主要护理诊断及护理要点。

**分析：**

1. 主要护理诊断 书写规范如下。

● 清理呼吸道无效 与气道分泌物多、痰液黏稠、咳嗽无力等有关。

● 体温过高 与肺部感染有关。

● 有窒息的危险。

● 恐惧　与入院后环境等改变有关。

2. 护理要点

（1）观察：密切观察病儿有无气促及痰液的颜色、量和性质。

（2）高热护理：定时测量体温，高热时除遵医嘱予以物理降温，25%~30% 乙醇擦浴、枕后放置冰袋。

（3）呼吸道管理：

1）协助病儿取坐位或侧卧位，进行胸部叩击。护士掌侧呈杯状，以手腕力量，从肺底自下而上、由内向外、迅速而有节律地叩击胸壁。

2）遵医嘱给予雾化吸入。

3）吸痰时动作轻柔，严格执行操作规程，每次吸痰不超过 15 s，间隔时间不少于 3~5 min，注意调节负压大小。吸痰管一次 1 根，不得重复使用。

（4）转运护理：

1）正确搬运：置转运床头端与床尾成钝角；搬运者一臂自病儿腋下伸至肩外侧，另一臂伸入病儿股下，帮助病儿双臂交叉依附于胸前，搬运者抱起病儿，轻放于转运床上，注意盖被保暖（图 1-1-29、1-1-30）。

2）勿将衣物、毛巾置于气管套管附近，避免遮盖气管套管引起窒息。套管内分泌物较多时，不可将纸巾或棉签伸入套管内拭擦，以防异物掉入套管内引起窒息。

3）指导家长看护病儿，避免其抓挠伤口而造成脱管、伤口出血、感染等严重后果。

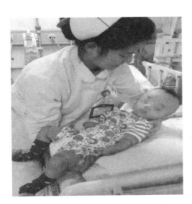 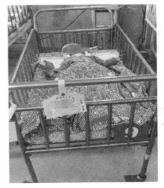

图 1-1-29　病儿搬运方法　　　　图 1-1-30　病儿转运

**案例五**

张某，男孩，12 岁。病儿 6 d 前被车碰伤，伤及头部，主诉无明显意识障碍，左顶部头皮裂伤，行头皮清创缝合术。伤口愈合可，在当地医院住院治疗，具体治疗经过不详。头部 CT 检查示：左顶骨凹陷性骨折。病情稳定转来我院，门诊检查后以"头部外伤、左顶骨凹陷性骨折"收治入院。入院后在静息复合麻醉下行"颅骨钻孔探查 + 颅内血肿清除 + 颅骨修补术"。医嘱：PICU 常规护理；特级护理；告病危；禁食；术后给予抗感染、营养神经、止血、补液；留置导尿，头部负压球引流；观察瞳孔。请分析该病儿主要护理诊断及护理要点。

**分析:**

1. 主要护理诊断　书写规范如下。

● 疼痛　与手术后伤口有关。

● 营养失调:低于机体需要量　与手术后不能正常进食有关。

● 活动无耐力　与术后创伤并需要卧床有关。

● 有导管滑脱的危险　与术后留置导尿管及负压球有关。

2. 护理要点

（1）严密观察:记录病儿的意识、瞳孔、生命体征、神经系统体征等情况。

（2）疼痛护理:运用笑脸图评估病儿疼痛的程度,遵医嘱给病儿镇痛药维持。

（3）导管的护理:妥善固定,不可受压、扭曲、折叠,避免牵拉。定时从近端至远端挤压导管,保持引流通畅。

（4）转运护理:置平车头端与床尾成钝角,病儿上肢交叉于胸前,移至床边。护士甲一手托住病儿头颈、肩部,另一手托腰部;护士乙一手托住病儿臀部,另一手托住腘窝部,同时移动病儿至平车上（图 1-1-31、1-1-32）。注意卧于右侧或平卧,转运时避免头部震动,转运途中注意病情观察。

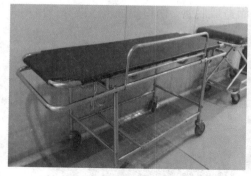

图 1-1-31　转运平车

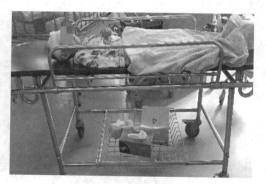

图 1-1-32　将病儿置于平车上

（蔡　颖　金彩萍　徐婷婷）

# 项目二 舒适与安全护理

## 模块一 卧位与舒适护理

**案例一**

　　李某,女,45岁,初中文化,农民。病人因活动后胸闷1年,加重1个月伴咳嗽、气喘入院,诊断为心力衰竭。入院3d后突发气喘加重,无法平卧,双肺满布湿啰音、咳粉红泡沫痰,诊断为急性左心衰竭。医嘱:强心、利尿、扩张冠状动脉;予镇静药物。请分析该病人主要护理诊断及护理要点。

**分析:**

　　1. 主要护理诊断　书写规范如下。

● 气体交换受损　与急性左心衰竭导致肺淤血有关。

● 心输出量减少　与心肌缺氧有关。

● 体液过多　与肺水肿有关。

● 活动无耐力　与心肌缺血、缺氧有关。

● 有皮肤完整性受损的危险　与水肿及端坐卧位有关。

　　2. 护理要点

　　(1)体位:急性发作时立即取端坐卧位,双下肢下垂(图1-2-1、1-2-2),以减轻肺部淤血症状。协助病人咳嗽、拍背,及时清除呼吸道分泌物。必要时给予

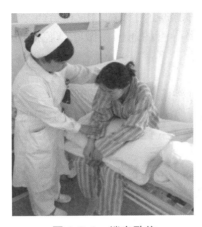

图 1-2-1　端坐卧位

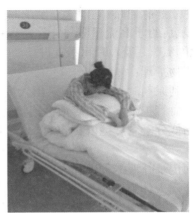

图 1-2-2　床上休息

30%~50% 乙醇湿化吸氧，以降低肺泡及气管内泡沫表面张力，改善肺通气。

（2）嘱病人减少活动：以改善缺氧症状；摇起床头架，供病人休息（图 1-2-2）。

（3）合理用药：遵医嘱使用扩张冠状动脉、利尿等药物，减轻水肿，增加肺循环。观察心率、心律变化。

（4）预防并发症：观察病人尾骶部及背部皮肤情况，定时翻身、按摩，预防压疮发生。

---

### 案例二

郑某，女，45 岁，公司职员，高中文化。病人主诉有冠心病史 10 年，现因发作性心前区闷痛，气短 10 d，不能平卧 8 h，含服硝酸甘油效果不佳，由急诊平车送入院。入院后症状加剧，并出现烦躁、呼吸困难、发绀、四肢湿冷。体检：心率 136 次/分，颈静脉稍充盈，心音低钝，双肺水泡音；心电图检查示：窦性心动过速伴室性早搏频发，ST 段抬高；血压 60/30 mmHg，诊断为冠心病、心肌梗死、心源性休克。入院后立即给予抢救，取中凹卧位，予强心、扩血管、维持血容量等治疗后症状缓解。急症行"冠状动脉支架植入术"后病人症状明显改善，四肢转温，安静入睡。请分析该病人主要护理诊断及护理要点。

**分析：**

1. 主要护理诊断　书写规范如下。

● 组织灌注量改变　与休克导致心收缩力减弱有关。

● 心输出量减少　与休克导致心收缩力减弱有关。

● 有皮肤完整性受损的危险　与卧床及皮肤湿冷有关。

2. 护理要点

（1）体位：将病人置于中凹卧位（图 1-2-3），以利于心脏供血、供氧。严密观察病人脉搏、血压、呼吸等生命体征及神志、面色、四肢温度变化情况。注意保暖，尽量不搬动病人。若需搬动，动作要轻柔。

（2）建立静脉通路：立即建立至少两条静脉通道，以利输液和给药。

（3）吸氧：给予高流量吸氧，注意保持鼻导管的通畅，做好鼻腔护理。需予吸入经乙醇湿化的氧气，吸入时间不宜过长。

（4）药物护理：

1）使用利尿剂时，应严格记录出入量，并注意电解质紊乱问题。

2）使用血管扩张剂和血管活性药物时，严格控制输液速度并监测血压变化。

3）使用低分子右旋糖酐扩容时，应尽快输入，因其提高血浆渗透压的作用只能维持 1.5 h。

4）准确记录补液的种类和入液量，防止输入液体过多、过快，导致急性心力衰竭。

（5）若病人休克严重发生昏迷时，应将病人头偏向一侧（图 1-2-4），定时翻身，保持口腔卫生。

（6）心理支持:除遵医嘱给予镇静剂外，多陪伴病人，避免病人因为焦虑和恐惧等情绪反应而加重心脏负荷。告诉病人医护人员正在积极采取措施，其不适症状会逐渐控制。

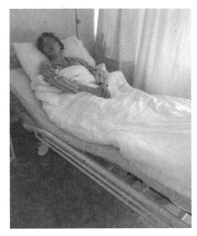

图 1-2-3　中凹卧位

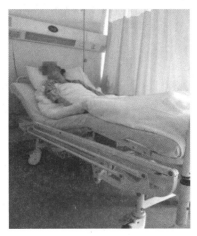

图 1-2-4　头偏向一侧中凹卧位

**案例三**

李某，女，28 岁，文员，大专文化。病人 G1P0，孕 31 周，门诊 B 超检查提示:宫内见一胎儿，目前处于臀位，胎儿脐动脉血流频谱（S/D）:3.71。门诊拟以"G1P0，孕 31 周，初产臀位，胎儿生长受限可能"收治入院。入院后医嘱:产科护理常规;注意胎心、胎动;胎心监测，qd;静脉补液营养支持治疗。请分析该病人主要护理诊断及护理要点。

**分析:**

1. 主要护理诊断　书写规范如下。

● 焦虑　与担心臀位影响分娩方式，担心胎儿生长发育情况有关。

● 有母体与胎儿双方受干扰的危险　与胎儿生长受限有关。

2. 护理要点

（1）解释:嘱产妇以左侧卧位为主，向病人解释生产相关知识及过程，告知使用药物的作用，鼓励其积极配合治疗。

（2）吸氧及胎心监测:每日 2 次经鼻导管吸氧（图 1-2-5），每次 0.5 h。进行胎心监测，定时听诊胎心。

（3）每日在三餐前取膝胸卧位:嘱产妇排空膀胱，松解腰带，双膝稍分开（与肩同宽），胸肩贴在床上，头偏向一侧，大腿与小腿成 90° 直角，双手放在头两侧，形成臀高头低膝胸卧位（图 1-2-6），以使胎头顶到母体的横膈处，借重心的改变使胎儿由臀位转变为头位。

（4）饮食指导:加强营养，不偏食，多食富含蛋白质、维生素食物。

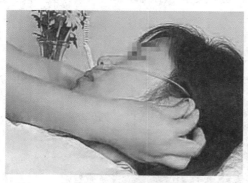

图 1-2-5　经鼻导管吸氧

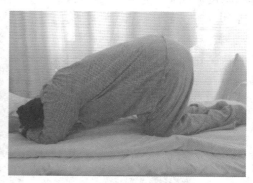

图 1-2-6　膝胸卧位

## 案例四

王某，女，32 岁，银行职员，大学本科。病人 G3P0，孕 32+6 周，胎膜自破，孕期顺利，无其他并发症，急诊就诊，查体:胎心 150 次 / 分，未扪及宫缩，宫口未开，颈管 1 cm，羊水色清量少，未见红，拟以"G3P0，孕 32+6 周，胎膜早破，先兆早产"收治入院。入院后给予胎膜早破护理常规，血常规与 C 反应蛋白每隔 1 d 检测 1 次。请分析该病人主要护理诊断及护理要点。

**分析:**

1. **主要护理诊断**　书写规范如下。

● 有感染的危险　与破水时间长有关。

● 舒适的改变　与抬高床脚呈头低足高位有关。

● 有皮肤完整性受损的危险　与长期卧床、破水导致臀部潮湿有关。

● 有尿潴留的危险　与长期卧床、排尿方式改变有关。

● 有母体与胎儿双方受干扰的危险　与破水脐带脱垂有关。

2. **护理要点**

（1）减轻孕妇焦虑情绪及配合治疗:向孕妇及家属说明目前的情况，以及医护人员采取护理措施的目的意义，指导配合治疗与监护，协助孕妇做好各种生活护理。

（2）体位:遵医嘱抬高床脚呈头低足高位（图 1-2-7），预防早产及脐带脱垂，向孕妇解释其意义。为防止胸闷不适可与平卧位更替。

（3）预防感染:保持外阴清洁，每日 2 次外阴擦洗，并勤换消毒卫生垫;观察羊水量、性质、颜色、气味，注意是否混有胎粪（图 1-2-8）;观察体温变化，每 4 h 监测 1 次;遵医嘱使用抗生素预防感染。

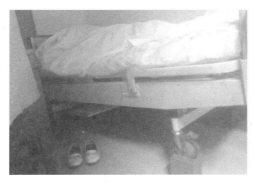

图 1-2-7　抬高床脚呈头低足高位

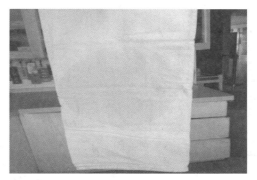

图 1-2-8　观察羊水性状

（张美琴　陈佳洁　朱宏艳　刘于晶）

## 模块二　疼痛病人的护理

### 案例一

胡某,女,20 岁,在校学生,大专文化。病人主诉于 2 个月前因发现胸前区凹陷,确诊为"漏斗胸"。在全麻下行"胸腔镜辅助下 Nuss 漏斗胸纠治术"。术后复诊发现两侧胸壁钢板突出,收治入院。于全麻下行"漏斗胸术后钢板重置术",术后由手术室直接返回病房。请分析该病人主要护理诊断及护理要点。

分析:

1. 主要护理诊断　书写规范如下。

（1）有误吸的危险　与病人未完全清醒有关。

（2）焦虑　与担心手术效果有关。

（3）疼痛　与术后强迫体位有关。

2. 护理要点

（1）全麻术后病人未完全清醒前,取去枕仰卧位,必要时头偏向一侧（图 1-2-9）,防止分泌物反流引起误吸引起窒息。清醒后血压等生命体征平稳可取半卧位。

（2）疼痛评估:根据笑脸法评估病人疼痛的程度和性质（图 1-2-10）,采取分散注意力的方法,如听音乐等缓解疼痛。必要时遵医嘱使用止痛剂,并评估用药后的效果及反应。

（3）心理支持:病人清醒后,给予足够的关心和重视。介绍同病种病人的成功案例,以减轻焦虑,积极配合治疗和护理。

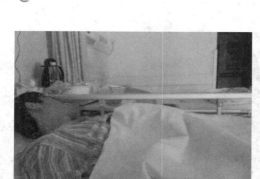

图 1-2-9　去枕仰卧位

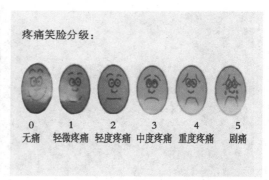

疼痛笑脸分级：

| 0 | 1 | 2 | 3 | 4 | 5 |
|---|---|---|---|---|---|
| 无痛 | 轻微疼痛 | 轻度疼痛 | 中度疼痛 | 重度疼痛 | 剧痛 |

图 1-2-10　疼痛笑脸分级图

## 案例二

　　周某，男，46岁，初中文化，工人。病人因"左侧第2足趾反复疼痛伴溃疡2月余"来院就诊。查体：左足皮温低，左足末梢青紫，左足背内外侧有斑块状青紫，左足第2足趾内侧有一黄豆大小溃疡，诊断为左下肢血栓闭塞性脉管炎。医嘱：外科护理常规；二级护理；普食。为缓解疼痛，每日曲马朵1粒口服，必要时哌替啶（度冷丁）1支肌内注射。入院后第5天局麻下行"左侧股腘动脉狭窄闭塞段球囊扩张术"。请分析该病人主要护理诊断及护理要点。

**分析：**

1. **主要护理诊断**　书写规范如下。

● 疼痛　与疾病引起的下肢缺血有关。

● 活动无耐力　与下肢疼痛伴足趾溃疡有关。

● 自我健康管理无效。

● 知识缺乏：缺乏疾病相关知识。

2. 护理要点

　　（1）疼痛的观察与护理：使用面部表情疼痛评估尺（图 1-2-11）评估疼痛程度，遵医嘱给予止痛药肌内注射（图 1-2-12）。用药30 min后再次评估病人疼痛程度，评

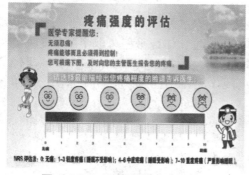

图 1-2-11　面部表情疼痛评估尺

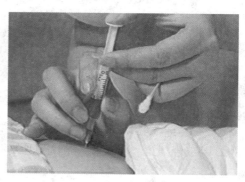

图 1-2-12　肌内注射

价止痛效果并记录。

（2）伤口护理:溃疡处 3 d 换药 1 次,以保持创面清洁。为避免碘酒灼伤皮肤,用碘酒消毒伤口周围皮肤后,用乙醇脱碘。伤口表面不可直接涂抹消毒剂,而是用棉球蘸生理盐水轻轻擦洗。

（3）健康指导:劝导病人戒烟。若需长期口服抗血小板药物治疗,还应告知病人定期检查凝血功能,发生异常情况时应及时就诊。

---

**案例三**

秦某,男,82 岁,小学文化,工人退休。病人 3 年前突发行走不便,头颅 CT 扫描示:多发性腔梗,诊断为脑梗死入院治疗。出院时遗留肢体活动障碍后遗症,后长期卧床。后因家属缺乏疾病护理知识,造成病人全身多处压疮。2 d 前,病人反复发热,体温最高达 38.5℃,急诊拟以"压疮感染"收治入院。病人对答切题,诉全身疼痛。医嘱:内科护理常规;二级护理;优锁溶液、吸收贴换药。请分析该病人主要护理诊断及护理要点。

---

**分析:**

1. 主要护理诊断 书写规范如下。

- 躯体活动障碍 与脑梗死压迫神经细胞核锥体束有关。
- 卫生自理缺陷 与偏瘫、认知障碍、体力不支有关。
- 进食自理缺陷 与偏瘫、认知障碍、体力不支有关。
- 皮肤完整性受损 与偏瘫、长期卧床有关。

2. 护理要点

（1）疼痛的评估与控制:

1）与病人沟通和交流,观察病人疼痛的程度与表现,用 0~10 数字评估表来评估病人疼痛程度。

2）指导病人节律性呼吸或有规律地使肌肉紧张和松弛,放松全身、提高痛阈。

3）必要时遵医嘱给予散利痛等止痛药口服,缓解病人疼痛症状,助其安睡。

（2）压疮护理:

1）避免压疮局部受压,使用气垫床,定时变换体位,避免压疮加重或出现新的压疮。

2）动态评估病人压疮分期并在皮肤观察单中予以记录（图 1-2-13）。定时换药,清除坏死组织,选择合适的辅料覆盖创面,为创面愈合提供湿性环境（图 1-2-14）。

3）根据病人情况加强营养,给予鼻饲营养液。

（3）心理支持与健康指导:指导病人保持乐观、平和的心情,正确对待自己的病情。告诉家属对病人要积极配合和支持,并创造一个良好的身心休养环境,生活中避免对其施加压力,减轻病人思想负担。

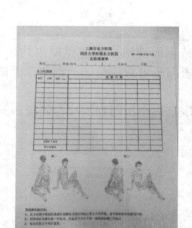
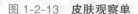

图 1-2-13　皮肤观察单

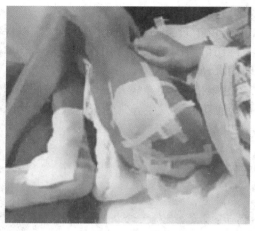

图 1-2-14　压疮护理

## 案例四

　　张某，男，89 岁，小学文化，农民。病人于 1 年前无明显诱因下出现食欲缺乏，伴有消瘦，体重由 90 kg 渐降至 65 kg，查胃镜，确诊为胃癌，未行手术治疗。3 d 前病人出现腹痛、恶心、呕吐胃内容物，具体量不详，急诊查 CT 示：胃癌，肝、胆、胰多发转移，拟以"胃癌"收治入院。医嘱：内科护理常规；二级护理；补液治疗；吗啡 10 mg，im，prn。请分析该病人主要护理诊断及护理要点。

**分析：**

1. **主要护理诊断**　书写规范如下。

● **慢性疼痛**　与癌细胞浸润有关。

● **营养失调：低于机体需要量**　与胃癌造成吞咽困难、消化吸收障碍有关。

● **活动无耐力**　与疼痛及病人机体消耗有关。

● **有体液不足的危险**　与幽门梗阻致恶心、呕吐有关。

2. **护理要点**

（1）疼痛护理：用 0~10 数字评估表评估病人疼痛程度，遵医嘱给予吗啡注射液肌内注射镇痛（图 1-2-15、1-2-16）。予以舒适和能缓解疼痛的仰卧位或侧卧位，双下肢屈曲，嘱病人放松腹壁，以减轻疼痛。

（2）饮食护理：遵医嘱静脉输注高营养物质；定时测量体重，监测血红蛋白等营养指标。

（3）心理支持：指导病人保持乐观、平和的心情，正确对待自己的病情。告诉家属对病人要积极配合和支持，并创造一个良好的身心修养环境，生活中避免对其施加压力。

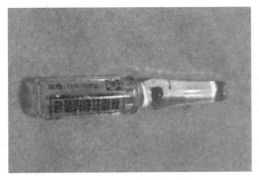

图 1-2-15　吗啡注射液

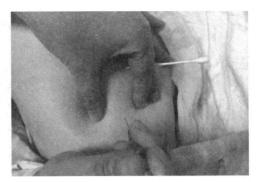

图 1-2-16　肌内注射

### 案例五

王某，男孩，3岁。病儿2年前体检发现左肾积液，无恶心呕吐、寒战发热、尿路刺激症状。B超检查显示：左肾盂扩张约17 mm。3 d前出现腹痛伴呕吐，于外院就诊，B超检查提示：左侧肾盂分离34~41 mm，肾盏扩张，实质厚度3.8 mm。现为进一步诊治，门诊拟以"左肾积水"收治入院。入院后行"腹腔镜探查＋左肾盂输尿管整形术"。医嘱：PICU常规护理；特级护理；告知病危；禁食；术后注意导管引流及体温变化。请分析病儿主要护理诊断及护理要点。

**分析：**

1. 主要护理诊断　书写规范如下。

● 疼痛　与手术后伤口有关。

● 营养失调：低于机体需要量　与手术后不能正常进食有关。

● 有导管滑脱的危险。

2. 护理要点

（1）观察：严密监测病儿生命体征，观察伤口渗血渗液，伤口敷料湿透及时更换，观察有无腰部疼痛、肿胀等情况。

（2）疼痛护理：病儿疼痛难忍、烦躁、哭吵剧烈时，用疼痛表情图评估病儿疼痛的程度，遵医嘱予以镇静药物（图1-2-17、1-2-18）。镇静后根据镇静分级表再次评估病儿镇静程度、用药剂量。

（3）饮食护理：术后禁食1 d，之后改流质饮食，逐步过渡到普食，多喝水，增加尿量；多食易消化吸收、高营养饮食，补充水果与粗纤维食物，保持大便通畅。

（4）引流管护理：导管妥善固定，防止扭曲、折叠；每周更换1次集尿袋，小儿导尿管较细，应经常挤压导尿管，防止沉淀物阻塞；每周2次尿常规检查。

（5）健康指导：告知病儿家属保持病儿尿道清洁，按医嘱用药，预防尿路感染；如有排尿疼痛或不通畅应及时来医院就诊。

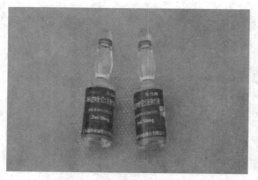

图 1-2-17　镇痛药物（咪达唑仑）

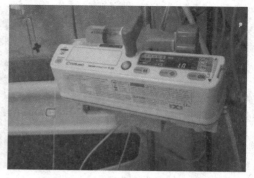

图 1-2-18　镇静药物推泵维持

## 案例六

卞某，男孩，11岁。病儿因"口腔溃疡1年半"至当地医院住院治疗，诊断为口腔黏膜溃疡（贝赫切特综合征，即白塞病可能）。昨在外院行胃肠镜检查提示：轻度慢性浅表性胃炎，口腔溃疡；结肠镜未见明显异常。后病儿出现腹痛不适，腹部立卧位片见可疑膈下游离气体，予以山莨菪碱解痉后症状无好转。今晨出现腹肌紧张如板状，全腹压痛，腹部急症CT扫描示：腹腔内游离气体。以"消化道穿孔、急性腹膜炎"收治入院。入院后在全麻下行"腹腔镜探查术＋结肠穿孔修补术"，术后带镇痛泵安返病房。医嘱：PICU常规护理；特级护理；告知病危；禁食；胃肠减压；留置导尿；补液支持，阿莫西林钠／舒巴坦钠（舒普深）联合甲硝唑抗感染。请分析该病儿主要护理诊断及护理要点。

**分析：**

1. **主要护理诊断**　书写规范如下。

● 疼痛　与手术后伤口、疾病本身有关。

● 营养失调：低于机体需要量　与手术后不能进食有关。

● 活动无耐力　与术后伤口疼痛、禁食有关。

● 恐惧　与生活环境的改变、疾病有关。

2. **护理要点**

（1）观察：严密监测病儿呼吸、体温、脉搏、血压等情况并记录；注意观察伤口渗血、渗液，并记录引流液的色、质、量。

（2）疼痛护理：遵医嘱使用镇痛泵（图1-2-19），观察镇痛泵的接头是否脱落，穿刺部位有无红肿。观察腹胀情况，评估病儿的疼痛程度，必要时可以分散病儿的注意力，如跟病儿聊天、一起看书，缓解病儿的疼痛与恐惧（图1-2-20）。

（3）饮食护理：一般术后3d才能恢复肠蠕动。拔管后当天可给少量饮水，第2天流质，第3天半流质，逐步再过渡到普食。禁食期间静脉补充补液，正确记录24h出入量，口腔护理2次／日。

（4）鼓励病儿早期活动，增加肠蠕动、预防术后肠粘连。活动量应根据病儿个体差异，按病儿耐受程度而定。

（5）健康宣教：

1）规律作息，合理安排休息时间，保证充足睡眠，避免过度紧张和长时间脑力劳动，保持良好的心态，适当运动。

2）养成饮食定时、定量、细嚼慢咽的卫生习惯，宜选食营养价值高、质软而易于消化的食物。避免辛辣、过烫、过冷、油煎等刺激性食物。

3）定期门诊复查，如有上腹部疼痛节律发生变化或加剧，出现呕吐、黑便时，应立即就医。

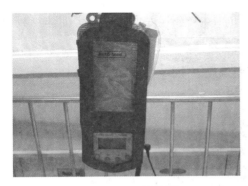

图 1-2-19　镇痛泵

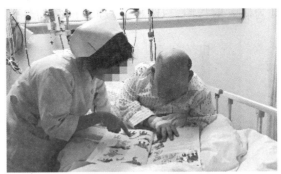

图 1-2-20　阅读法分散病儿注意力

（金彩萍　黄斯旖　蔡　颖　徐婷婷）

## 模块三　病人安全的护理

**案例一**

梁某，女，61岁，小学文化，务农。病人于4d前出现神志不清，精神异常，言语错乱，稍有烦躁。查体：体温36.2℃，脉搏80次/分，呼吸18次/分，血压110/75mmHg；全身皮肤黏膜轻度黄染；肝脾肋下移动性浊音阳性；扑翼样震颤；检查不合作。实验室检查：血氨105μmol/L。追问病史：病人长期有便秘史，出现神志不清、精神异常前，病人已有5d未解大便，急诊拟以"肝性脑病"收治入院。医嘱：内科护理常规；二级护理；高热量忌蛋白饮食及灌肠等治疗。请分析该病人主要护理诊断及护理要点。

**分析：**

1. **主要护理诊断**　书写规范如下。

● **意识障碍**　与血氨增高，干扰脑细胞能量代谢和神经传导有关。

● 营养失调:低于机体需要量　与肝功能减退、消化吸收障碍、限制蛋白摄入有关。

● 活动无耐力　与肝功能减退、营养摄入不足有关。

● 有感染的危险　与长期卧床、腹水、抵抗力低下有关。

2. 护理要点

（1）病情观察:密切注意肝性脑病的早期征象,观察病人思维及认知的改变情况。

（2）去除和避免诱发因素:保持病人大便通畅,予以灌肠、导泻,减少肠内氮源性毒物的生成与吸收。

（3）安全护理:对烦躁病人应注意保护,竖起床栏,设防跌倒警示标志（图1-2-21）,防止发生坠床及撞伤等意外;必要时使用约束带并向家属做好解释;经常为病人剪指甲,以防抓伤皮肤;予以佩戴手腕带（图1-2-22）,护理过程中加强核对。

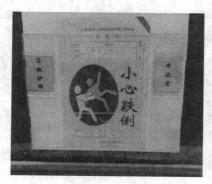

图 1-2-21　**防跌倒警示标志**

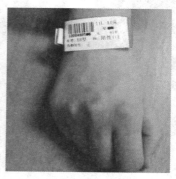

图 1-2-22　**手腕带**

（4）饮食护理:

1）给予高热量饮食,保证每天热量供应 5 020.80~6 694.40 kJ（1 200~1 600 kcal）。

2）急性期首日禁蛋白饮食,清醒后可逐步增加蛋白质饮食,蛋白质摄入量为 1~1.5 g/(kg·d),植物和奶制品蛋白优于动物蛋白。

3）尽量少给予脂肪类物质,脂肪可延缓胃的排空。

4）腹水病人需限制钠的摄入（食盐 1.5~2.0 g/d）,进水量限制为每天 1 000 ml。

（5）生活护理:以卧床休息为主,以利于肝细胞再生,减轻肝脏负担。

## 案例二

丁某,男,91岁,小学文化,退休。病人因"腹胀乏力1周,加重伴少尿1d,伴胸闷咳嗽,大小便困难"来院就诊。实验室检查:血钾 8.8 mmol/L,尿酸 970 μmol/L,肌酐 1 666 μmol/L;血常规:C反应蛋白 >160 mg/L,白细胞计数 12.07×10⁹/L,中性粒细胞百分比 91.9%;胸片检查示:左肺炎症,左侧少量胸腔积液;腹部平片检查示:双输尿管下段结石可能;腹部超声检查示:右肾萎缩,左侧胸腔积液,腹腔胀气明显。遂以"急性肾功能不全,电解质紊乱:高钾血症,代谢性酸中毒,肺炎,胸腔积液"收入 ICU 治疗。医嘱:内科护理常规;特级护理;鼻饲流质饮食;留置胃管、深静脉注射留置管、导尿管;行连续性肾脏代替方法（CRRT）缓解代谢性酸中毒,缓解高钾血症;控制高血压;抗感染、化痰治疗。治疗期间病人曾多次要求拔管,不配合治疗。请分析该病人主要护理诊断及护理要点。

🔲 分析:

1. 主要护理诊断　书写规范如下。

● 体液过多　与急性肾功能不全引起的肾小球滤过功能受损有关。

● 舒适的改变　与各种导管穿刺引起的穿刺部位疼痛有关。

● 营养失调:低于机体需要量　与病人食欲缺乏、限制饮食中的蛋白质、透析有关。

● 有自伤的危险　与疾病及各类导管引起的不适及病人不配合治疗有关。

2. 护理要点

（1）病情观察:监测病人的神志、生命体征、尿量、尿常规、肾功能、电解质、血气 pH 的变化。计算补液量一般以 500 ml 为基础补液量,再加前一日的出液量。

（2）保护具应用:因病人不配合治疗,有拔管倾向,需采用保护具进行腕部约束（图 1-2-23）和手部约束（图 1-2-24）。约束前向家属做好解释,获得家属知情同意。约束带松紧要适宜,定时观察约束处的皮肤情况。

（3）饮食护理:每次鼻饲之前确认胃管是否在胃内,是否有胃潴留。根据病人的耐受程度调节鼻饲液的流速,先慢后快。鼻饲液加温。抬高床头 30°~45°,防止反流发生误吸。必要时给予肠外营养。

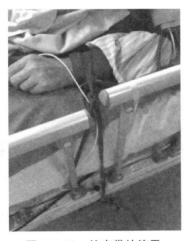

图 1-2-23　约束带的使用

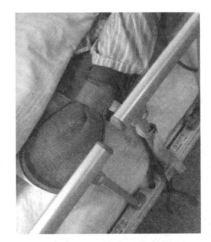

图 1-2-24　约束手套的使用

**案例三**

　　丹某,男婴,10 个月。病儿于入院前 1 d 无明显诱因下出现腹泻,日排便 10 余次,大便为水样便,量较多。进食后出现呕吐,为非喷射性,共 7~8 次,呕吐物为胃内容物。昨日夜间病儿出现发热,热前无寒战,热时无惊厥,最高体温不详。一天以来基本无进食,精神反应差,尿量减少。今晨入院急诊,查体,病儿有四肢凉等循环障碍表现,拟以"肠道感染,脱水"收治入院。病儿入院时意识不清,偶有躁动。医嘱:PICU常规护理;特级护理;告病危;鼻导管吸氧;扩容补液,纠正电解质紊乱;阿莫西林钠/舒巴坦钠(舒普深)抗感染。请分析该病儿主要护理诊断及护理要点。

**分析:**

1. 主要护理诊断 书写规范如下。

● 腹泻 与肠道感染有关。

● 体温过高 与肠道感染有关。

● 体液不足 与腹泻、呕吐导致体液丢失过多有关。

● 有受伤的危险 与病儿年龄、意识模糊有关。

2. 护理要点

(1)使用约束带(图1-2-25)进行适当的约束,防止躁动时拔针。约束带松紧度以伸进1个手指为宜,每2h放松1次,观察约束处皮肤情况(图1-2-26)。

(2)随时评估和监测脱水程度,密切观察生命体征、神志的变化,及时遵医嘱给予液体、电解质、营养物质的补充。准确记录大便次数、量、性状,并及时送检大便标本。

(3)定时测量体温,高热时采取物理降温,给予25%~30%乙醇擦浴、头部放置冰袋等。退热时病儿大量出汗,应及时擦干汗液、更换衣服床单,防止受凉,保持皮肤清洁、干燥。

(4)健康指导:告知病儿家长餐具要消毒后使用;居住环境保持开窗通风,清洁干燥,减少人员的探视;要注意观察病儿的大便次数、量、性状,体温变化,如有异常应及时就医。

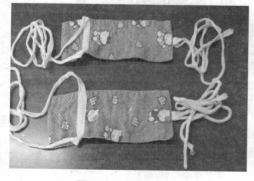

图1-2-25 约束带

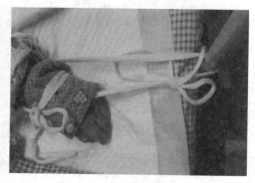

图1-2-26 上肢系带约束法

**案例四**

朱某,男婴,2个月。病儿出生后即发现舌下口底处隆起,颈面部多发青紫、肿胀,并伴有轻度呼吸困难,偶伴喘鸣及呛奶,当时因病儿血胆红素升高,入住新生儿科,予以入暖箱,抗感染治疗,反复蓝光退黄。进一步查颈部增强 CT 扫描示:颈、面部皮下及深部弥漫性病变。病儿呼吸困难加重再次送医,门诊拟以"喉梗阻Ⅱ度,舌下占位,颈、面部多发占位(血管瘤可能)"收治入院。医嘱:PICU常规护理;特级护理;告病危;机械通气;吸痰;鼻饲牛奶;抗感染。请分析该病儿主要护理诊断及护理要点。

**分析:**

1. 主要护理诊断 书写规范如下。

- 清理呼吸道无效 与病儿痰液分泌多、黏稠有关。
- 有导管滑脱的危险 与病儿气管插管、胶布松动有关。
- 潜在并发症:感染、呼吸机相关性肺炎。

2. 护理要点

(1)病儿斗篷套约束的使用(图1-2-27):将斗篷展开,置于病儿身下,将病儿双上肢放于斗篷内上方,盖上斗篷并系好系带(图1-2-28)。

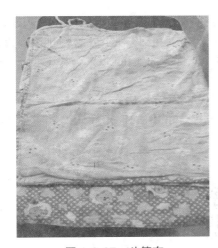

图 1-2-27　斗篷套

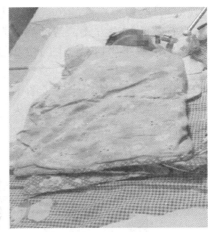

图 1-2-28　使用斗篷套约束

(2)气管插管的护理:

1)鼻插管用胶布妥善固定,每天擦洗面部后更换胶布1次,防止脱落。

2)每12 h气囊放气1次,每次2~5 min,防止局部组织受压坏死。

3)每1~2 h吸痰1次,吸痰前后应予以短暂纯氧吸入,吸痰动作要快而轻柔,提拉旋转,操作不超过15 s。严格无菌操作,吸痰用物每天更换1次,每根吸痰管只用1次;严格区分口鼻吸引与插管内吸引的吸痰管,不得混用。

（3）肺部并发症的预防及护理：肺部理疗，体位引流，每 2 h 翻身 1 次。

（4）机械通气的护理：参数调整应按医生指示，每班检查并做好记录与交班；湿化器内湿化液仅可加入无菌注射用水或冷开水，湿化温度维持在 34~37℃。

（5）保持口鼻腔清洁，口腔护理每天 2 次。

---

### 案例五

文某，男，54 岁，初中文化，退休。病人因"慢性咳嗽、咳痰 1 年余，加重伴胸闷、憋喘 1 周"来院就诊，拟以"慢性阻塞性肺病急性加重，Ⅰ型呼吸衰竭"收入 ICU 治疗。医嘱：内科护理常规；一级护理；半流质饮食；面罩吸氧，雾化吸入；半卧位，监测血糖、血常规、血气分析变化；予抗感染、解痉平喘、化痰治疗。请分析该病人主要护理诊断及护理要点。

**分析：**

1. 主要护理诊断　书写规范如下。

● 清理呼吸道无效　与呼吸道分泌物增多、痰液黏稠有关。

● 活动无耐力　与活动时供养不足、疲乏有关。

● 有受伤的危险　与病人半卧位，活动无耐力、发生坠床有关。

2. 护理要点

（1）观察指导：观察痰液的色、质、量，根据医嘱指导病人服用止咳药或祛痰药。指导病人采取有效的咳痰方式，帮助病人翻身、拍背，以利于分泌物排出。雾化吸入时指导病人取坐位或半坐卧位（图 1-2-29），进行深而慢的呼吸，吸气末略停顿，以利于雾滴吸入。

（2）床档保护：有效使用床栏（图 1-2-30），以防止病人坠床。

（3）心理支持及健康指导：增强病人战胜疾病的信心，指导病人和家属了解相关知识，积极配合治疗。

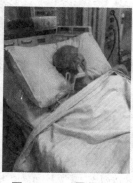
图 1-2-29　雾化吸入

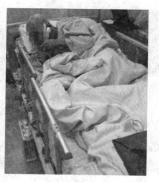
图 1-2-30　床栏的使用

### 案例六

秦某，男，75岁，小学文化，退休。病人因"咳嗽、咳痰伴发热7d，胸闷气促加重1d"来院就诊。急症予纠正酸中毒、抗感染平喘、化痰等对症支持治疗，症状无明显好转，故以"支气管哮喘伴感染，肺部占位，2型呼吸衰竭"收入ICU进一步治疗。医嘱:内科护理常规;特级护理;告知病危;气管插管，呼吸机辅助呼吸;留置胃管，胃肠减压，禁食;深静脉置管;留置导尿;予解痉平喘、抗感染、兴奋呼吸、抑酸护胃治疗。病人出现烦躁不安、心率加快、血压升高，有严重拔管倾向，医嘱:予镇静治疗。请分析该病人主要护理诊断及护理要点。

**分析:**

1. **主要护理诊断**　书写规范如下。

- 低效性呼吸形态　与肺的顺应性降低、呼吸肌疲劳、气道阻力增加有关。
- 清理呼吸道无效　与呼吸道感染，分泌物过多或黏稠有关。
- 潜在并发症:肺性脑病。
- 有自伤的危险　与 $CO_2$ 潴留、病人烦躁、神志不清、有拔管倾向有关。

2. **护理要点**

（1）密切观察:监测病人的呼吸、心率和血压，观察病人呼吸情况，监测动脉血气分析值。

（2）保持呼吸道通畅:按需吸痰，吸痰时注意无菌操作。按时协助病人翻身、拍背，帮助排痰。观察痰液的色、质、量。

（3）镇静剂使用:注意观察镇静效果和镇静药物的不良反应。用药过程中根据医嘱调整用量，防止镇静过度或镇静不足。按时唤醒病人，评估是否可以停药。镇静、毒麻类限制药品及处方的管理应做到定点放置（图1-2-31、1-2-32）、专柜专锁、专人保管、限量供应、定期检查。

（4）观察有无血压降低、心律失常的情况，注意有无静脉炎的发生。

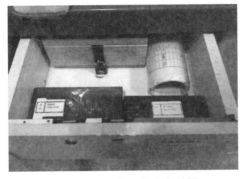

图 1-2-31　毒麻药定点放置

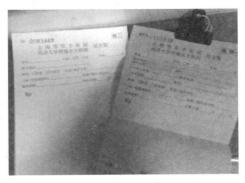

图 1-2-32　精神类药物处方

**案例七**

黄某，男，46岁，初中文化，自由职业。拟以"骨盆骨折、胫腓骨骨折、股骨粗隆骨"收治入院。入院后行下肢骨牵引治疗。现拆除牵引予以"人字"石膏固定中。病人左下肢及髋部均打上石膏，生活需要协助。请分析该病人主要护理诊断及护理要点。

**分析：**

1. 主要护理诊断　书写规范如下。

● 不依从行为　与知识缺乏、文化程度低、缺乏家庭关爱有关。

● 床上活动障碍　与石膏固定后活动受限有关。

● 有皮肤完整性受损的危险。

● 有发生压疮的危险。

2. 护理要点

（1）心理支持：关心、鼓励病人树立战胜疾病的信心。病人离异，独居多年，无家人关心。应联系病人所在的街道，让熟悉的邻居来院探视，与病人聊天，解开心结，让病人体会被关心、照顾的温暖。

（2）指导：帮助病人学会床上大小便。

（3）使用床档加护（图1-2-33）：防止坠床。为预防病人自行拆除石膏、下床活动时跌倒，应将病人床位安排在靠近离护士站的病室，并加强巡视。

（4）固定观察：石膏衬垫需柔软、平整，松紧以能插入1指为宜（图1-2-34）。加强对石膏固定的患肢末端皮肤的温度、血供情况进行观察，如肢端皮肤发冷、发紫应立即通知医生进行处理。

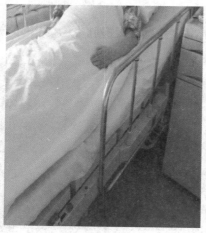

图1-2-33　床档加护

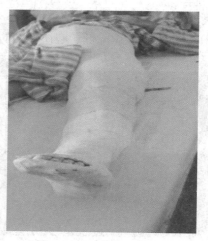

图1-2-34　患肢石膏固定

（鞠　莹　王园园　范　青　郭颖达）

# 项目三 | 休息与活动指导

## 模块一 休息护理

**案例一**

宋某，男，60岁，小学文化，退休工人。病人有糖尿病、高血压病史30年，平素药物控制中。于3年前无明显诱因下出现活动后胸口不适伴胸闷、胸痛、头晕及四肢软等不适，休息5 min后可自行缓解，不伴有恶心、呕吐、黑蒙等症状，平素未予重视。近10d来病人胸口不适症状再发并加重，双下肢水肿，拟以"冠状动脉粥样硬化性心脏病"收治入院。入院后行冠状动脉造影，提示:3支冠状动脉严重病变。病人肾功能不全，经家属签字，行"分期冠状动脉支架植入术"。医嘱:内科护理常规;二级护理;少盐、少油、糖尿病饮食。治疗原则是抗血小板、减低心肌氧耗、降压、护胃、控制血糖、减轻下肢水肿等。病人伴有焦虑情绪。请分析该病人主要护理诊断及护理要点。

**分析:**

1. 主要护理诊断 书写规范如下。

● 疼痛 与心肌缺血、缺氧导致心前区疼痛有关。

● 体液过多 与肾功能不全、心功能不全导致体液潴留有关。

● 活动无耐力 与活动后胸口不适疼痛有关。

● 知识缺乏:缺乏冠心病相关预防知识、胸痛发作时的应急措施、疾病预后、预防复发等知识。

● 焦虑 与疾病发作、加重有关。

2. 护理要点

（1）急性发作期护理:嘱病人绝对卧床休息,给予吸氧。谢绝探视,减少不良刺激,保持病室安静舒适。观察面色、神志、心率、血压等变化情况。

（2）用药指导:遵医嘱予硝酸甘油舌下含服,必要时使用止痛剂。

（3）观察病情:严密观察皮肤水肿情况,准确记录24h出入量,控制静脉输液量及补液滴速。遵医嘱使用利尿剂,准确记录出入量。

（4）休息与活动指导:

1）冠状动脉支架植入术后当天腹股沟伤口予患肢制动,加压包扎（图1-3-1）伤口,沙袋压迫止血（图1-3-2）,平卧休息24 h。手部桡动脉伤口予患肢抬高放于胸前,以卧床休息为主,可起床如厕等。

2）术后1周内尽量静卧，嘱家属协助病人进食、漱洗、大小便，尽量避免病人增加劳力。协助病人床上肢体锻炼和床边活动，预防下肢血栓的形成。

3）1周后可进行简单的室内日常活动，如拿饭、如厕、洗澡等；2周后可室外锻炼，如公园散步、爬楼梯等，以不发生气喘、胸闷不适为前提。锻炼需注意劳逸结合，避免重体力运动，勿提重物。避免寒冷天气外出散步锻炼。

（5）健康指导：向病人宣教疾病相关知识，缓解焦虑；指导饮食，嘱病人进食易消化、产气少、含适量维生素的食物，如青菜、水果和豆制品等，防止便秘；每日保持必需的热量和营养，少食多餐，避免因过饱加重心脏负担，少吃含胆固醇高的食物，限制钠盐摄入；忌烟、酒；保持情绪平稳，防止过度兴奋，预防病情反复。

（6）提高病人睡眠质量：保持病室整洁、空气清新。协助病人晚间热水泡脚，睡前及时排便，安静入睡。在不影响疾病护理治疗前提下，保持病人的生活习惯及睡眠体位。

（7）强化心理疏导：改善探视条件，减轻病人的焦虑和孤独感，使之保持良好的心理状态接受治疗。

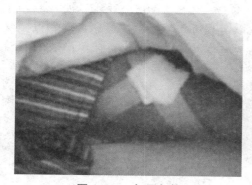
图 1-3-1　加压包扎

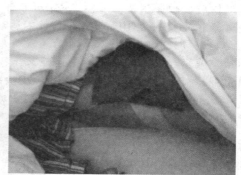
图 1-3-2　沙袋压迫止血

## 案例二

　　孙某，女，83岁，小学文化，退休。病人因"胸闷、胸痛伴恶心、呕吐5d，呕吐后症状缓解不明显"来院就诊。急查血压（BP）184/96mmHg；胸部CT扫描提示：双下肺轻度感染，双侧胸腔少量积液；心超检查示：心脏射血分数（EF）52%，左心室乳头肌水平至心尖部收缩活动减弱，左心房增大伴轻度二尖瓣反流。拟以"冠心病、急性冠状动脉综合征、心功能Ⅲ级（NYHA），肺部感染，高血压病3级（极高危组）"收入ICU治疗。医嘱：内科护理常规；一级护理；吸氧3L/min；半流质饮食；监测血压、血糖、呼吸、血氧等；予降压、抗凝、抗感染治疗。今晨病人反映晚上睡不好觉、焦躁，担心病情加重。请分析该病人主要护理诊断及护理要点。

## 分析：

1. 主要护理诊断　书写规范如下。

● 疼痛　与心肌缺血、缺氧有关。

- 活动无耐力　与心肌氧的供需失调有关。
- 睡眠形态紊乱　与睡眠环境改变有关。
- 焦虑　与担心疾病愈后有关。

2. 护理要点

（1）评估：疼痛的部位、性质、程度、持续时间，严密观察血压、心率、心律的变化。

（2）适当休息：嘱病人卧床休息，采取舒适体位，可适当床上活动，以不发生疼痛症状为度。保证睡眠质量，提供避光、降噪声物品（图 1-3-3），拉床帘，减少灯光刺激（图 1-3-4）。

（3）心理支持：指导病人避免疾病诱发因素及发作时应采取的方法，树立战胜疾病的信心。

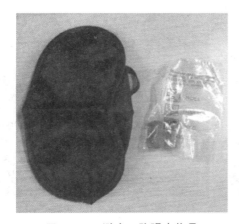

图 1-3-3　避光、降噪声物品

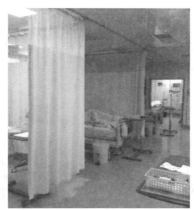

图 1-3-4　减少灯光刺激

### 案例三

　　刘某，女，70 岁，小学文化，工人退休。病人于 16 年前因胆囊炎住院时发现空腹及餐后血糖升高，当时病人无明显多饮、多尿、体重变化，诊断为 2 型糖尿病，病初血糖控制尚可。7 年前未遵医嘱服药，血糖控制差，餐后血糖在 11 mmol/L。今年 6 月底病人右足底前皮肤破溃后形成脓疱，逐渐扩大，自行将其挑破后出现右足红、肿、胀、皮温升高，并逐渐沿升至小腿，遂住院治疗。拟以"糖尿病足"收治入院。医嘱：内科护理常规；二级护理；糖尿病饮食；胰岛素注射治疗及去除足部死皮；足部换药抗感染治疗。请分析该病人主要护理诊断及护理要点。

分析：

1. 主要护理诊断　书写规范如下。

- 疼痛　与神经细胞糖醇代谢紊乱及血液循环障碍有关。
- 皮肤完整性受损　与高糖引起神经血管病变有关。
- 躯体活动障碍　与足部溃疡影响活动有关。

2. 护理要点

（1）嘱病人卧床休息（图1-3-5）：使用止痛药物，观察有无药物不良反应；心理疏导，分散病人注意力缓解疼痛。

（2）糖尿病足局部皮肤护理：抬高患肢，利于血液回流；及时换药（图1-3-6），避免创口扩大；喷涂抗生素喷雾，避免感染扩散；保持病足皮肤干燥，注意观察皮温变化。

（3）休息的护理：

1）提供安静、整洁、安全、通风良好的环境维持适当的温度和湿度，避免强光照射，减少陪伴探视，使病人感觉凉爽舒适。

2）在病情允许的范围内适当活动，注意避免劳累。

3）必要时遵医嘱使用辅助睡眠的药物。

4）病人休息时拉起床档，预防坠床。

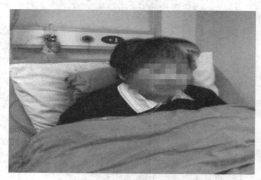

图1-3-5　安置病人卧床休息

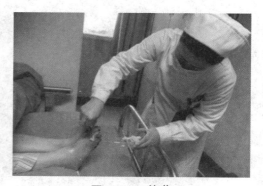

图1-3-6　**换药**

（贾　云　王园园　徐晓燕）

## 模块二　活 动 护 理

**案例一**

王某，男，60岁，初中文化，工人退休。病人因"左下肢浅静脉曲张10余年"入院。入院后积极完善各相关检查，入手术室全麻下行"左下肢大隐静脉高位结扎＋激光治疗术"。术后予以抗凝消肿处理。体温升高至38.3℃后嘱其多饮水，下降至37.2℃。医嘱：外科护理常规；二级护理；普食。请分析该病人主要护理诊断及护理要点。

**分析：**

1. 主要护理诊断　书写规范如下。

● 活动无耐力　与术后弹力绷带加压包扎下肢有关。

● 体温升高　与激光术后吸收热有关。

● 焦虑　与担心术后是否会复发有关。

● 有深静脉血栓的危险。

● 有出血的危险。

2. 护理要点

（1）功能锻练：指导病人术后行足的背趾屈运动（图1-3-7），下肢抬30°，促进静脉回流、预防深静脉血栓；协助腓肠肌功能锻炼，鼓励病人早日下床活动。

（2）伤口护理：观察伤口有无渗血，若渗血及时通知医生处理，以免发生血肿或大出血。

（3）康复指导：

1）建议病人术后第2天早期下床活动。告知术后2周可正常生活、进行室内工作；术后1个月可进行游泳、爬山、跑步等运动。

2）协助选择合适的医用弹力袜：为病人测量弹力袜的尺寸（图1-3-8），测量病人脚踝、小腿、膝盖上4指处的围度，选择合适码号的过膝弹力袜；或直接使用弹力绷带加压包扎，从而有利于消除患肢疲劳、预防复发，减少静脉血淤滞，促进下肢远端静脉回流。嘱咐病人出院后仍需穿着弹力袜或用弹力绷带2~3个月。

3）健康宣教：嘱病人平时应注意体位，勿久坐或久站，并坚持适量的运动，循序渐进，一般1~2次/天即可，运动量视疲劳程度而定；劝导病人戒烟；提醒按时门诊复查。

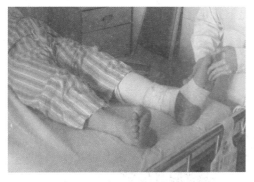

图1-3-7　协助足背趾屈运动

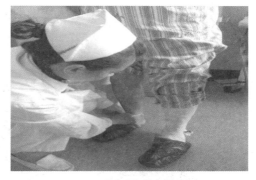

图1-3-8　测量弹力袜尺寸

**案例二**

　　黄某，男，51岁，高中文化，私营业主。病人于1d前无明显诱因下出现精神紧张、烦躁不安，伴言语不能、右侧肢体活动不利，无恶心、呕吐、意识丧失，二便失禁。头颅CT扫描示：左侧基底节区出血。急诊拟以"脑出血"收治入院。查体：右侧肢体肌张力减弱；肌力0级。经3周保守治疗后，能发简单音节，肢体肌力逐渐恢复，可在协助下活动。医嘱：神经外科护理常规；二级护理；普食。请分析该病人主要护理诊断及护理要点。

**分析:**

1. 主要护理诊断 书写规范如下。

● 自理能力缺陷 与右侧肢体偏瘫有关。

● 躯体移动障碍 与右侧肢体偏瘫有关。

● 语言沟通障碍 失语。

2. 护理要点

（1）生活护理:卧床期间协助病人洗漱、进食、大小便、个人卫生等生活护理。鼓励病人尝试进行活动,记录成功的活动项目。

（2）沟通锻炼:每日进行非语言沟通训练1h。使用带图或文字的小卡片表达常用的短语;鼓励病人利用姿势和手势指出想要的东西;交流时使用简洁语句,语速放慢,重复关键词;利用纸和笔、字母、手势、眨眼、点头、铃声等辅助交流。鼓励病人说话,病人进行尝试和获得成功时给予表扬;当病人有兴趣试沟通要耐心。训练语言表达能力要从简单的字开始,循序渐进。

（3）活动指导:

1）向病人讲解活动的重要性,指导病人主动进行健侧肢体全关节活动锻炼（图1-3-9）,每天至少4次。对患肢实施被动全关节活动锻炼。鼓励病人使用健侧手臂从事自我照顾的活动。

2）活动要循序渐进,帮助病人逐渐由卧位过渡至坐位,让病人站起之前在床沿自由摆动双腿几分钟,最初下床活动时间限制15min,每天3次,若病人可耐受则下床时间增加至30min,逐渐在无人协助的情况下行走（图1-3-10）。

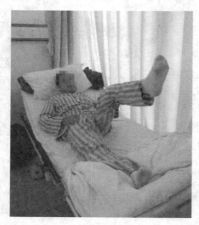 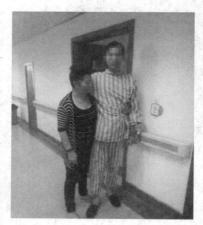

图1-3-9 健肢全关节活动　　　　图1-3-10 下床活动

**案例三**

王某,男,40岁,初中文化,汽车修理工。病人于1年前在无明显诱因下出现右下肢疼痛、麻木,晚间疼痛渐增,痛时如刀割火燎,并以蚁行感沿右下肢放射。

曾服腰痛宁胶囊治疗，未见好转，以后反复发作，腰部酸软困痛，喜揉、喜按，遇劳加重，卧则减轻。4d前，劳累过度，致腰痛加重，行X线检查示：L4~5、L5~S1椎间盘突出。门诊拟以"腰椎间盘突出症 L4~5、L5~S1"收治入院。体检：右下肢直腿抬高试验 30(+)，左侧（－）；腹压增高且右下肢麻木加重。医嘱：神经外科护理常规；二级护理；普食；卧硬板床休息。请分析该病人主要护理诊断及护理要点。

分析：

1. 主要护理诊断　书写规范如下。

● 疼痛　与椎间盘突出导致神经根受压有关。

● 便秘　与马尾神经受压或长期卧床有关。

● 躯体活动障碍　与右下肢疼痛麻木有关。

● 知识缺乏：缺乏功能锻炼相关知识。

2. 护理要点

（1）嘱病人卧硬板床休息，急性期下床活动时可选择合适的辅助具（图1-3-11）。

（2）疼痛护理：遵医嘱给予镇痛药或非类固醇消炎止痛药；鼓励病人阅读书报或聆听歌曲，转移对疼痛的注意力。

（3）排便护理：预防便秘，指导病人餐后30min做顺时针腹部按摩（图1-3-12），刺激肠蠕动；鼓励病人多进食富含纤维素的食物、新鲜蔬菜和水果等；必要时给予缓泻药物或灌肠。

（4）健康指导：

1）3个月内不负重、不弯腰，正确使用护腰，搬东西时采取下蹲屈髋、屈膝姿势。坚持卧硬板床，避免脊柱弯曲，平时加强腰背肌的功能锻炼。嘱病人注意腰部保暖，避免受凉。协助病人选择合适的活动辅助具。

2）康复锻炼方法指导：①站立扭髋，两脚分开与肩同宽，双手叉腰，两侧髋关节向左右两侧扭动，同时肩部也随着向后微微倾斜，左右共做100次。②前弯后伸，两脚分开与肩同宽，脚尖向内，慢慢向前弯腰，使手逐渐接触地面，然后再向后伸腰，向后伸到最大限度，反复做10次。

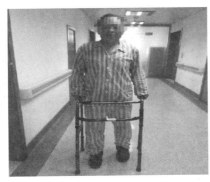

图 1-3-11　辅助具的应用

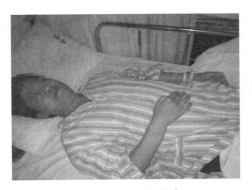

图 1-3-12　腹部按摩

**案例四**

朱某,男孩,9岁。病儿腹痛24h来院就诊,急诊拟以"腹痛,阑尾炎"收治入院。入院后完善相关检查,拟急症行"阑尾切除术",手术顺利,安返病房。予禁食、奥硝唑抗感染、电解质液体、镇痛泵止痛治疗。请分析该病儿主要护理诊断及护理要点。

**分析:**

1. **主要护理诊断** 书写规范如下。
- 躯体移动障碍 与手术伤口、疼痛。
- 疼痛 与手术伤口有关。
- 有体液不足的危险。

2. **护理要点**

（1）活动护理:告知家长术后6h内去枕平卧,6h后改为半卧位（图1-3-13）。术后第1天鼓励病儿在可耐受的情况下床边活动,促进肠蠕动,预防肠粘连。嘱病儿先捂住伤口后再进行移动,以减轻伤口疼痛。外出检查时可选用轮椅出行,以免活动过度引起不适。

（2）疼痛护理:及时评估疼痛程度,可采取分散注意力的方式,并进行心理疏导。疼痛视觉模拟评分（VAS）≥3分,遵医嘱使用镇痛泵（图1-3-14）。及时反馈病儿疼痛变化情况。

（3）饮食护理:告知家长术后禁食期限,禁食期内勿摄入水分和食物;禁食期后饮食从流质、半流质向普食逐渐过渡,告知分阶段饮食的目的,以获得配合。禁食。食物宜少量多餐,清淡、易消化饮食。准确记录每日出入量。

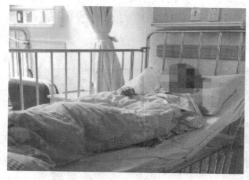

图1-3-13 半卧位

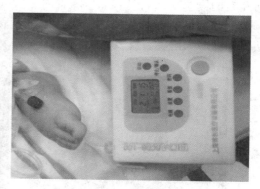

图1-3-14 镇痛泵

（黄斯旖 陈黎芸 顾慧萍）

## 项目四 | 医院感染的预防与控制

### 模块一 清洁、消毒、灭菌

**案例一**

王某，男，48岁，高中文化，公司职员。病人有溃疡病史10年。入院前1周进餐后中上腹疼痛，较以往疼痛剧烈，难以耐受。入院后予止痛、抑酸、护胃等对症治疗后腹痛症状缓解，各化验指标正常，遵医嘱出院。请分析该病人目前主要护理诊断及护理要点。

**分析：**

1. 主要护理诊断 书写规范如下。

● 焦虑 与疾病反复发作，病程迁延，担心疾病复发有关。

● 知识缺乏：缺乏有关消化性溃疡病因及诱发因素的知识。

● 潜在并发症：出血、穿孔、幽门梗阻、癌变。

2. 护理要点

（1）疾病知识指导：向病人和家属讲解引起和加重消化性溃疡的相关因素；指导病人保持乐观心态，规律生活，避免过度紧张与劳累；建立合理的饮食习惯。

（2）用药指导与病情监测：教育病人正确服药，学会观察药效及不良反应，不随便停药或减量，防止溃疡复发；指导病人慎用致溃疡药物；定期复诊；若上腹疼痛节律发生变化或者出现出血、呕血、黑便等应立即就医。

（3）出院床单位终末处理：床单、被套、枕套送洗；床垫、被芯、枕芯用紫外线灯照射30 min；床旁桌椅、床架用500 mg/L有效氯擦拭；病室开窗通风。

（4）紫外线消毒：

1）紫外线消毒有效距离为25~60 cm，需将物品摊开或挂起（图1-4-1），使其表面受到直接照射，消毒时间为20~30 min。

2）经常保持灯管清洁，每周用75%乙醇擦拭灯管（图1-4-2），除灰去污。

3）紫外线等照射时清空病房，避免刺激眼睛和皮肤，或用屏风围起需消毒的床单位。

4）每月定期检测灯管，使用时间超过1 000 h需更换灯管。

5）紫外线的消毒时间须从灯亮5~7 min后开始计时，照射后应开窗通风。

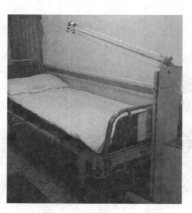
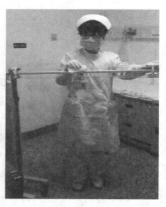

图 1-4-1　紫外线照射前准备　　　图 1-4-2　紫外线灯管清洁

案例二

　　田某,男,40岁,工人。病人因急性黄疸性肝炎住院6周。现体温36.5℃,脉搏72次/分,呼吸18次/分,精神、食纳好,黄疸消退,复查肝功能正常,医嘱:今日出院。出院时进行终末消毒。请分析该病人主要护理诊断及护理要点。

　　分析:

　　1. 主要护理诊断　书写规范如下。

　　● 有感染的危险　与交叉感染有关。

　　2. 护理措施

　　(1)清洁:指导病人沐浴、更衣后从清洁通道出院;个人用物须消毒后方能带出。

　　(2)出院宣教:指导病人回家后注意生活规律、劳逸结合,避免情绪激动;加强营养,适当增加蛋白质的摄入。家中餐具和洗漱用品应专人专用,定时消毒。家中需密切接触病人的家属可行预防接种。定期复查,注意避免肝炎病毒重叠感染。

　　(3)消毒:将病床、桌、椅等物用有效率消毒液擦拭。关闭病室门窗,抖开棉被,竖起床垫,备紫外线消毒车(图1-4-3),紫外线照射消毒(图1-4-4)。病人用过物品分类消毒,被服送消毒室。

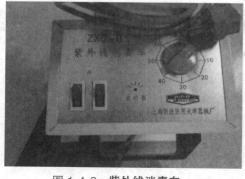
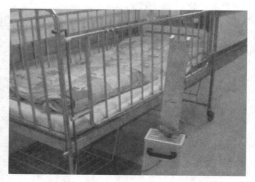

图 1-4-3　紫外线消毒车　　　　　图 1-4-4　紫外线照射消毒

案例三

钱某，男，28岁，大学本科，自由职业。病人主诉腹痛、腹泻、间断低热3年。结肠镜见回肠末端病变呈跳跃性；见纵性溃疡，溃疡周围黏膜呈鹅卵石样。门诊拟以"克罗恩病"收治住院。医嘱：内科护理常规；二级护理；少渣半流质；测体温，qid。请分析该病人主要护理诊断及护理要点。

**分析：**

1. 主要护理诊断　书写规范如下。

● 疼痛　腹痛与肠内容物通过炎症狭窄肠段而引起局部肠痉挛有关。

● 腹泻　与病变肠段炎症渗出、蠕动增加及继发性吸收不良有关。

● 营养失调：低于机体需要量　与长期腹泻、吸收障碍有关。

● 有体液不足的危险　与肠道炎症致长期频繁腹泻有关。

● 潜在并发症：肠梗阻、腹腔内脓肿、吸收不良综合征。

2. 护理要点

（1）病情观察：严密观察病人腹痛的性质、部位及伴随症状；观察病人腹泻的次数、性状，以及有无肉眼脓血和黏液，判断病情进展，协助医生进行处理。

（2）疼痛护理：指导病人采用非药物性缓解疼痛的方法，如行为疗法或局部热疗法，并协助取舒适体位。

（3）降温护理：

1）严密监测病人体温的变化，若有异常及时通知医生。

2）体温计消毒：先将体温计先浸泡于2 000 mg/L有效氯消毒液容器内，5 min后取出，冲洗；用离心机（图1-4-5）甩下水银（35℃以下）；再放入另一有2 000 mg/L有效氯消毒液的容器内（图1-4-6），30 min后取出；用冷开水冲洗；再用消毒纱布擦干，存放于清洁盒内备用；口表与肛表分开浸泡。

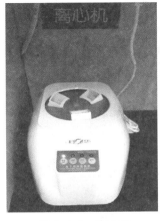 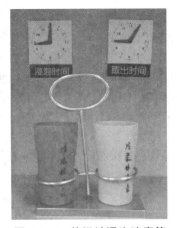

图1-4-5　离心机　　　图1-4-6　体温计浸泡消毒篮

（4）饮食护理:指导病人食用易消化、少纤维素又富含营养、有足够热量的食物。进行营养监测,观察病人进餐情况,监测血红蛋白、白蛋白、电解质等生化指标的变化,定期测量体重。

（5）活动与休息护理:以卧床休息为主,协助生活起居。

（6）肛周皮肤护理:保持肛周皮肤清洁、干燥,便后温水清洗。

### 案例四

张某,男孩,3岁。病儿入院前15d在无明显诱因下出现阵发性单声、连声咳嗽,程度中等,咳时无空空声,咳毕无鸡鸣样吸气,有痰,咳剧有吐,呕吐物为胃内容物,未见血丝等,伴有气促,咳剧稍有气喘;无青紫,无大汗淋漓、烦躁不安,能平卧,伴发热,体温最高39.5℃,热型不详,热前无寒战;无抽搐、皮疹,无尿频、尿急、尿痛,无腹痛。门诊拟以"重症肺炎（混合感染）"收治入院。入院后立即给予气管插管,机械通气。目前病儿体温平稳3d,能在呼吸机辅助下维持呼吸,复查胸片、血气,较前好转。医嘱:拔除气管插管;PICU护理常规;特级护理;告病危;鼻导管吸氧;软食;雾化吸痰;抗感染。请分析病儿主要护理诊断及护理要点。

**分析:**

1. **主要护理诊断**　书写规范如下。

● 清理呼吸道无效　与气道分泌物多、痰液黏稠、咳嗽无力等有关。

● 活动无耐力　与卧床时间久有关。

● 有体温升高的危险　与肺部感染有关。

2. **护理要点**

（1）呼吸道管理:

1）遵医嘱拔出气管插管,拔管前后嘱病儿暂禁食两顿,拔管后予1:20 000盐酸肾上腺素喷喉。喷喉器浸泡于酸性氧化电位水中消毒,30 min后取出,蒸馏水下冲净,擦干备用（图1-4-7、1-4-8）。

2）吸痰时动作要轻柔,严格执行操作规程,且每次吸痰不超过15 s,间隔时间不少于3~5min,吸痰管一次1根,不得重复使用。

3）协助病儿取坐位或侧卧位进行胸部叩击,遵医嘱给予雾化吸入。

4）保持病室内温湿度适宜,温度18~20℃,湿度50%~60%。

（2）鼓励活动:扶病儿坐起,鼓励病儿下床活动,以病儿能够耐受为原则。

（3）降温:监测病儿生命体征,每4h测量病儿肛温,高热时除遵医嘱予以药物降温、物理降温,给予25%~30%乙醇擦浴、头部放置冰袋。若退热后病儿大量出汗,应及时擦干汗液、更换衣服床单,防止受凉,保持皮肤清洁、干燥。

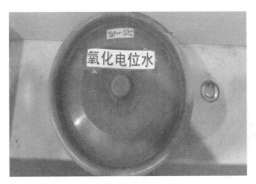

图 1-4-7　消毒液

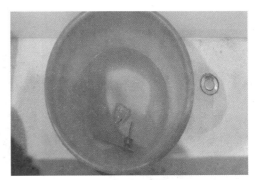

图 1-4-8　喷喉器浸泡消毒

**案例五**

刘某，女婴，9 个月。病儿 1 周前不明原因抽搐 1 次。抽搐表现为双眼斜视，口唇青紫，意识不清，四肢抖动，手脚冰冷，持续 5~6 min 后自行缓解，抽搐时无大小便失禁，无口吐白沫。病儿发病前有咳嗽，痰咳出困难，体温有波动。今抽搐再次发作，表现同前，抽搐时有大便失禁，急诊拟以"抽搐待查，脑发育迟缓"收治入院。入院后查体：四肢肌张力减低，四肢活动偏少。3 d 后病儿出现呼吸困难，吸气时可见胸骨上凹陷，予以气管插管，1 周后予以气管切开。医嘱：PICU 护理常规；特级护理；告病危；气切护理；机械通气；吸痰；鼻饲喂养；抗感染治疗。请分析病儿主要护理诊断及护理要点。

分析：

1. 主要护理诊断　书写规范如下。

● 清理呼吸道无效　痰液分泌过多、黏稠有关。

● 营养失调：低于机体需要量　与机体摄入不足有关。

● 有皮肤完整性受损的危险　与病儿肢体活动受限、皮肤长期受压有关。

● 潜在并发症：感染。

2. 护理要点

（1）气管切开处护理：伤口每日消毒并更换纱布 3 次。气管套管固定妥善，防止脱出（图 1-4-9）。套管送供应室高压蒸气灭菌消毒（图 1-4-10）。

（2）保持呼吸道通畅：给予定时吸痰，吸痰前后充分给氧，动作需轻柔，负压不宜过大，吸痰时间不宜过长。

（3）皮肤护理：保持干燥；保持床单柔软、清洁、平整；每 2h 更换体位 1 次，并按摩骨隆突处；定时协助患儿做被动肢体运动，并保持功能位。

（4）遵医嘱予以鼻饲喂养，保证营养摄入；每次鼻饲前均需验证胃管在胃内；管道妥善固定，末端反折后用清洁纱布包裹；喂养前需回抽有无宿奶。长期鼻饲者，应每日做好口腔护理。

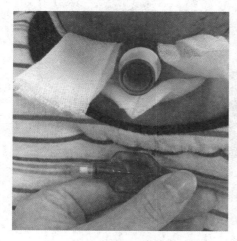

图 1-4-9　金属气管套管固定

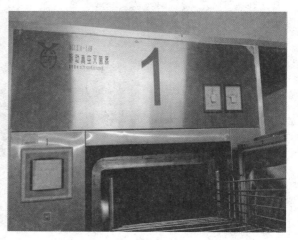

图 1-4-10　高压蒸气灭菌器

（鞠　莹　徐婷婷）

## 模块二　无菌技能

### 案例一

许某，男，58岁，小学文化，装修工人。病人因"被汽车撞击致骨盆疼痛，右下肢疼痛伴活动受限，不能站立行走"来院就诊。X线片示：骨盆骨折、右侧胫腓骨开放性粉碎性骨折，急诊收治入院。入院后即刻在腰麻下行"骨盆外固定支架＋右腓骨切开复位内固定＋右胫骨外固定支架＋清创缝合术"。手术顺利，术毕安返病房，术中、术后予预防感染、消肿、患肢制动抬高等治疗。术后医嘱：二级护理；普食；外固定支架钉道。请分析该病人主要护理诊断及护理要点。

**分析：**

1. 主要护理诊断　书写规范如下。

●疼痛　与骨折、软组织损伤、肿胀、手术后伤口疼痛有关。

●躯体移动障碍　与术后伤口疼痛，外固定支架固定有关。

●便秘　与长期卧床有关。

●有感染的危险　与外固定支架开放性伤口有关。

●知识缺乏：缺乏术后进行功能锻炼的知识。

2. 护理要点

（1）外固定支架钉道护理：术后3 d内，在外固定支架钉道处用0.5%碘尔康消毒液棉球消毒钉道（图 1-4-11），后将碘尔康纱布条缠绕、覆盖于钉道口（图 1-4-12）；术后 3d 后如钉道无感染等特殊情况，可换用 75% 乙醇棉球消毒钉道（图 1-4-13），之后将 75% 乙醇纱布条缠绕、覆盖于钉道口（图 1-4-14）。严格无菌操作，注意观察纱布渗出情况。

（2）疼痛护理：遵医嘱给予止痛药物，减轻病人的疼痛并评估用药后效果；在进行各项护理操作时动作要轻柔、准确，防止粗暴剧烈，引起或加重病人的疼痛。如治疗、护理中必须移动病人时，应事先向病人说明必要性，取得病人配合。在移动过程中，对损伤部位重点托扶保护，缓慢移至舒适体位，争取一次性完成。

（3）健康指导及功能锻炼：

1）协助病人床上翻身，鼓励病人健肢主动运动，协助患肢关节被动运动；嘱多饮水，多食纤维素高的食物。必要时可遵医嘱予以口服缓泻剂或开塞露肛塞。

2）告知病人早期锻炼的益处，提高病人配合积极性。术后 6h 即可早期进行股四头肌的等长舒缩练习、髌骨的被动活动，同时练习足部及趾间关节活动。

3）术后第 1 天进行直腿抬高锻炼；逐渐进行主动屈伸膝关节和髋关节的各种运动锻炼，术后 3 周踝关节被动锻炼。

4）按摩：教会家属对病人进行患侧大腿向心性按摩，可以促进血液循环，防止下肢肌肉萎缩。

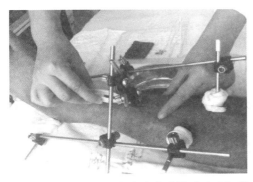

图 1-4-11　0.5% 碘尔康消毒液棉球消毒钉道

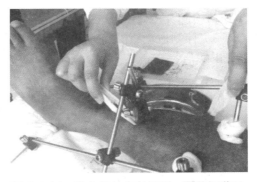

图 1-4-12　碘尔康纱布条缠绕、覆盖钉道口

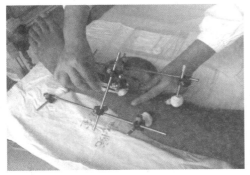

图 1-4-13　75% 乙醇棉球消毒钉道

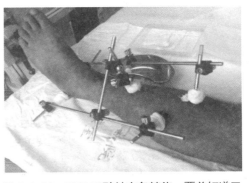

图 1-4-14　75% 乙醇纱布条缠绕、覆盖钉道口

### 案例二

胡某，女，32岁，高中文化，公司职员。病人因"妊娠糖尿病"，以"左下肢糖尿病足坏疽"住院治疗。入院后各项检查均完善，在局麻下行"左下肢闭塞段球囊扩张支架植入术"。术后第2天，病人伤口需换药，检查伤口愈合情况。医嘱：外科护理常规；二级护理；糖尿病普食。请分析该病人主要护理诊断及护理要点。

**分析：**

1. **主要护理诊断** 书写规范如下。

● 焦虑 与担忧术后愈合有关。

● 有出血的危险 与术中大量用抗凝药物有关。

● 舒适的改变 与术后需卧床有关。

● 营养失调 与糖尿病有关。

2. **护理要点**

（1）伤口换药：严格按照无菌操作要求进行无菌操作，铺无菌盘（图1-4-15）。术后打开包布，查看伤口愈合情况，对穿刺处伤口进行换药（图1-4-16）。

（2）康复指导：告知病人术后需保持伤口清洁；患肢尽可能伸直，勿弯曲，以免撕裂伤口引起大出血。

（3）控制血糖：作饮食指导，嘱病人控制饮食，定期检测血糖，将血糖控制在正常范围内。

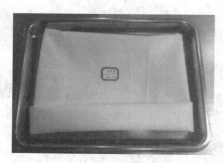

图1-4-15 一次性使用无菌治疗盘

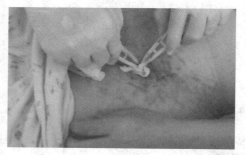

图1-4-16 穿刺伤口换药

### 案例三

汤某，男，高中文化，60岁，离休干部。病人因"意识障碍2h"由"120"送来我院。入院后血压238/152mmHg，急查脑CT，拟以"蛛网膜下隙出血，脑内血肿形成，右动眼神经麻痹；高血压3级，极高危组"收入ICU治疗。术中放置硬膜下引流管1根。医嘱：外科护理常规；特级护理；气管插管接呼吸机辅助通气；禁食；留置胃管；深静脉置管；监测瞳孔、神志、血压；予脱水、降颅内压、降血压、改善脑代谢、兴奋呼吸、止血治疗。请分析该病人主要护理诊断及护理要点。

分析：

1. 主要护理诊断　书写规范如下。

● 意识障碍　与脑出血、脑水肿有关。

● 潜在并发症：颅内感染、脑疝。

2. 护理要点

（1）严密观察：观察病情变化，监测体温、脉搏、呼吸、血压、神志、瞳孔，尿量与水、电解质变化。

（2）加强气道管理：保持呼吸道通畅，防止呼吸机相关性肺炎发生。呼吸机连接管路（图1-4-17）每7d更换1次，呼吸机接水杯冷凝水及时倾倒。每天3~4次口插管护理，按需吸痰，声门下吸引，维持气囊压力2.5~3.0 kPa（25~30 cmH$_2$O），抬高床头30°~45°，防止反流和误吸。加强气道湿化。

（3）严格无菌操作：操作前后洗手。做好硬膜下引流管的护理，保持引流管通畅，根据医嘱调整负压球呈半负压状态（图1-4-18）。控制引流速度，不宜过快。记录引流液的色、质、量。

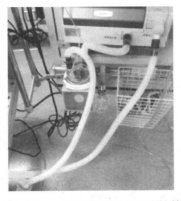

图1-4-17　一次性呼吸机使用连接管路

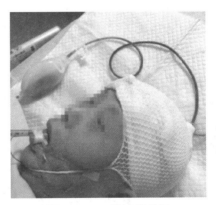

图1-4-18　引流管护理

（贾　云　黄斯旖　王园园　郭颖达）

## 模块三　隔离技术

案例一

谢某，男，41岁，大学本科，职员。病人2年前因肝癌行肝切除手术，本次因肝癌术后复发，为了进一步治疗来我院就诊。入院后经评估具备肝移植手术指征。完善各项常规及术前检查后，病人在全麻下行"原位肝移植术"，术毕带管返ICU。予以气管插管接呼吸机辅助通气，腹部留置引流管3根，分别位于左肝、右肝上、右肝下，各自接袋，引出血性液体；留置导尿畅，色清。术后第2天病人出现高热，测体温39℃。医嘱：术后常规给予抗炎、抗凝、激素、免疫抑制剂（图1-4-19）及补液支持治疗。请分析该病人主要护理诊断及护理要点。

分析：

1. 主要护理诊断　书写规范如下。

● 清理呼吸道低效　与全麻插管，术后咽喉疼痛、无力咳嗽有关。

● 体温过高　与手术后发热有关。

● 疼痛　与手术创伤有关。

● 营养失调：低于机体需要量　与术后禁食时间长及摄入量不足有关。

● 舒适的改变　与术后放置多根引流管及疼痛有关。

● 自理能力缺陷　与病人接受腹部大手术，日常生活不能自理有关。

2. 护理要点

（1）严格执行各项无菌操作技术：对病人进行保护性隔离（图1-4-20），术后将病人及时转送隔离病房，进行正规的治疗和护理。做好病房控制、消毒隔离、限制入室人员，入室人员均需穿戴口罩、帽子，穿隔离衣，每班进行紫外线照射消毒。

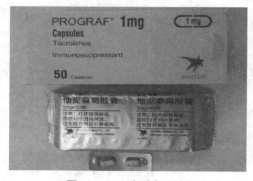

图1-4-19　免疫抑制剂

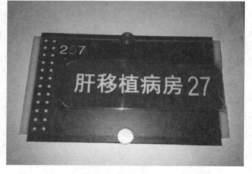

图1-4-20　肝移植病人单间专用病房

（2）观察：持续监测体温、心率、呼吸、血氧饱和度和动脉内压力（ABP）的变化；定时测量中心静脉压（CVP）；每日消毒切口周围皮肤并更换敷料贴，观察局部有无红、肿等。准确记录24 h出入量，密切监测各项实验室指标。

（3）气道护理：做好呼吸机气道护理，及时清理呼吸道分泌物。

（4）管道护理：引流管需妥善固定，防止脱出，保持引流通畅；长短适宜，防止扭曲受压。严密观察并准确记录引流液的色、质、量，及时向医生汇报。严格无菌操作，防止逆行感染。

（5）疼痛护理：肝移植术后由于手术创伤大，术后疼痛剧烈，为避免损伤肝脏，术后不使用强效镇痛药，但应密切观察镇痛药物的疗效及不良反应；同时应协助病人调整舒适的体位,在翻身、咳嗽及变换体位时用手按压伤口,弯曲双腿,减少伤口张力,协助病人进行床上活动。

(6)高热护理:遵医嘱给予物理降温及药物降温,密切观察体温变化。保持口腔卫生,漱口。

(7)排斥反应观察:注意病人有无烦躁不安、畏寒、发热、乏力、食欲骤减、肝区胀痛,以及胆汁排出急剧减少或颜色变淡、变稀薄等症状。发现异常,及时报告医师,给予及时处理。

(8)遵医嘱使用药物:遵医嘱使用抗凝药物,注意观察病人有无出血倾向;注意药物的不良反应。如术后有血压升高,也应定时监测。

---

**案例二**

吴某,女,40岁,初中文化,商场营业员。病人持续高热3d,畏寒,伴疲乏及全身不适,食欲缺乏,恶心,呕吐,腹胀,皮肤、巩膜黄染,尿色加深,查肝功能:血清胆红素和转氨酶升高,抗HAVIgM阳性。门诊拟以"甲型肝炎"收治入院。医嘱:内科护理常规;二级护理;行肠道隔离。请分析该病人主要护理诊断及护理要点。

**分析:**

1. 主要护理诊断 书写规范如下。
- 活动无耐力 与肝功能受损、能量代谢障碍有关。
- 营养失调:低于机体需要量 与食欲缺乏、恶心、呕吐有关。
- 体温过高 与病毒感染有关。
- 有感染的危险 与免疫功能低下有关。
- 潜在并发症:肝性脑病、肾衰竭。

2. 护理要点

(1)做好病人肠道隔离措施:

1)病床和病室门前悬挂隔离标志(图1-4-21)。门口设置擦鞋垫(用消毒液浇湿,供出入时消毒鞋底)及泡手的消毒液(图1-4-22);不同病种病人分室居住。

2)工作人员进入隔离室按规定戴工作帽、口罩,穿隔离衣,且只能在规定的范围内活动。严格遵守隔离规程,接触病人或污染物品后必须消毒双手。

3)病人的食具、便器各自专用,严格消毒;病人排泄物须消毒后排放;需送出处理的物品、污物袋应有明显的标志;不宜消毒的物品可用纸或布保护,以免被污染。

(2)休息与活动护理:急性肝炎期病人应卧床休息,以降低机体代谢率,增加肝脏的血流量,有利于肝细胞修复;协助病人做好生活护理。

(3)饮食护理:向病人介绍合理饮食的重要性,指导急性肝炎期病人进食清淡、易消化、富含维生素的流质饮食,改善食欲及营养状况。

(4)病情监测:观察病人胃肠道症状,评估营养状况,观察病人有无行为异常、扑翼样震颤的肝性脑病前驱症状，以及是否存在其他并发症。

（5）心理支持：尽力解除病人的恐惧感和因被隔离而产生的孤独、悲观等不良心理反应。同时严格执行陪伴和探视制度。必须陪伴或探视时，应向病人和陪伴、探视者宣传、解释，确保能够遵守隔离要求。

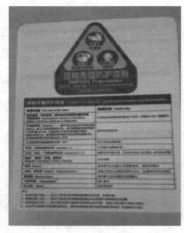
图 1-4-21　隔离标志

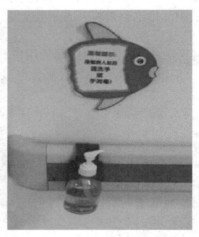
图 1-4-22　病室门前消毒隔离设施

## 案例三

吴某，男，18 岁，大学本科，学生。病人主诉牙龈出血半个月，2 周前自觉受凉后伴全身痛，以双膝、踝关节显著，既往体健。查体：体温 37℃，脉搏 80 次 / 分，呼吸 18 次 / 分，血压 100/70 mmHg；双颈淋巴结肿大，各 4~5 枚，直径 1~1.5 cm，活动，无压痛；胸骨压痛（＋），双侧关节略肿胀，有压痛，活动受限，无红、热，肝肋下 1.5 cm，脾肋下 2 cm；实验室检查：血红蛋白 98 g/L，红细胞计数 $2.5 \times 10^{12}$/L，白细胞计数 $24.0 \times 10^{9}$/L，血小板计数 $82 \times 10^{9}$/L，可见大量幼稚淋巴细胞；骨髓检查结果：原始淋巴细胞占 35%。门诊拟以"急性淋巴细胞白血病"收治入院。医嘱：内科护理常规；二级护理；保护性隔离。请分析该病人主要护理诊断及护理要点。

分析：

1. 主要护理诊断　书写规范如下。

● 有受伤的危险　出血与血小板计数减少、白血病细胞浸润等有关。

● 有感染的危险　与正常粒细胞减少、化疗有关。

● 活动无耐力　与大量、长期化疗，白血病引起代谢加快及贫血有关。

● 潜在并发症：化疗药物不良反应。

● 预感性悲哀　与急性白血病治疗效果差、病死率高有关。

2.护理要点

（1）做好病人保护性隔离措施：

1）设专用隔离室，病人住单间病室隔离，病室门口悬挂隔离标志（图 1-4-23）。床边放置隔离用品（图 1-4-24），床尾悬挂洗手指征标志。

2）凡进入病室内应穿戴灭菌后的隔离衣、帽子、口罩、手套及拖鞋，未经消毒处理的物品不可带入隔离区。

3）接触病人前、后及护理另一位病人前均应洗手。

4）凡患呼吸道疾病者或咽部带菌者应避免接触病人。

（2）病情观察：注意观察病人出血的发生部位、主要表现形式、发展或消退情况；及时发现新的出血及其先兆，做好病情判断。

（3）口腔、牙龈出血预防及护理：指导病人用软毛牙刷刷牙，饮食以柔软的食物为主，尽量避免食用带壳的坚果类食品及质硬的水果，进食时细嚼慢咽，预防口腔黏膜损伤。

（4）预防感染：加强营养支持，鼓励病人多进食高蛋白、高热量、富含维生素的清淡、柔软饮食，提高机体抗病能力；保持病室内空气清新，防止受凉，预防呼吸道感染；保持皮肤清洁，勤沐浴、更衣和更换床上用品，勤剪指甲，避免抓伤皮肤，预防皮肤感染。

（5）心理护理：做好病人的心理支持，加强沟通，建立良好、互信的护患关系，避免不良刺激，增加病人安全感，还可通过介绍治疗效果较好的成功例子，增加病人战胜疾病的信心，减轻恐惧感。

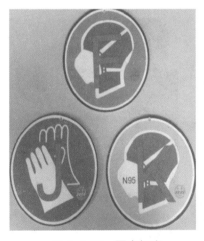

图 1-4-23　隔离标志

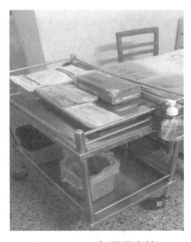

图 1-4-24　备用隔离箱

**案例四**

　　郁某，女，47岁，高中文化，营业员。病人因"乏力、低热、脾增大至脐水平以下6个月余"来院就诊。实验室检查：红细胞（RBC）计数 $3.7 \times 10^{12}$/L，血红蛋白（Hb）含量 100g/L，白细胞（WBC）计数 $130 \times 10^{9}$/L，血小板（PLT）计数 $100 \times 10^{9}$/L，中性粒细胞百分比 90%，以中性中幼、晚幼和杆状核粒细胞居多。拟以"慢性粒细胞性白血病"收入 ICU 治疗。医嘱：内科护理常规；特级护理；保护性隔离；半流质饮食；酪氨酸激酶抑制剂治疗。请分析该病人主要护理诊断及护理要点。

**分析：**

1. 主要护理诊断　书写规范如下。

● 疼痛　脾胀痛与脾大有关。

● 活动无耐力　与贫血有关。

● 潜在并发症：尿酸性肾病。

2. 护理要点

（1）病情监测：每日监测病人脾的大小、质地，注意有无压痛。定期检查血象和骨髓象。

（2）置病人于安静环境中，嘱其卧床休息，减少活动，并取左侧卧位，避免弯腰和碰撞腹部。

（3）实施保护性隔离：病人住层流病房，接触病人前戴帽子、口罩，穿隔离衣（图 1-4-25）。用于治疗病人的物品及病人的生活用品专人专用，病室物体表面、地面及床单位每天用 500 mg/L 有效氯溶液擦拭。严格禁止探视。接触病人前使用非接触式水龙头，严格按照"六步法"洗手（图 1-4-26）。

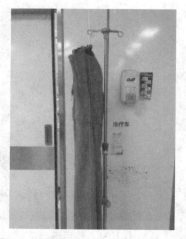
图 1-4-25　隔离衣与墙式快速洗手液

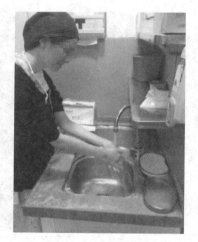
图 1-4-26　按"六步法"洗手

**案例五**

吴某，男，65 岁，小学文化，退休工人。病人因车祸行开颅手术及颅骨修补术后，为进一步治疗被收治入 ICU。现意识清楚，全身多处皮肤擦伤，头颅 CT

扫描示:左侧基底节区示片状低密度灶,中线居中,诊断为左侧基底节区软化灶。伤口分泌物培养示:鲍曼不动杆菌。病人焦虑,失去康复的信心。医嘱:内科护理常规;一级护理;软食;头孢哌酮钠/舒巴坦钠(舒普深)3.0g,ivgtt,q8h;亚胺培南/西司他丁(泰能)1.0g,ivgtt,q8h。请分析该病人主要护理诊断及护理要点。

**分析:**

1. 主要护理诊断 书写规范如下。

● 焦虑 与缺少脑外伤康复知识及相关病菌感染的知识有关。

● 营养失调 与伤后机体修复,营养需要量增加有关。

● 潜在并发症:颅内感染。

● 有继发性癫痫的危险。

2. 护理要点

(1)标志:在床栏上悬挂醒目的"接触隔离"蓝色隔离牌(图1-4-27),在病历卡上贴蓝色隔离小卡,并通报全科医务人员,在黑板上用红笔注明"某床鲍曼不动杆菌感染"作为提醒,防止耐药菌的交叉传播。

(2)严格实行接触隔离:将病人的床位与旁边床位间隔≥1m。拉起遮隔帘形成独立的隔离区域。在接触病房内不同的病人时应更换个人防护装备及注意执行手卫生,并做好每个病人及家属的解释和宣教工作。每日进行紫外线照射30min,并做好登记。

(3)被病人血液或体液污染之处应立即消毒。特别是病人频繁接触的物体表面,如床栏杆、床旁桌、卫生间、门把手及病人周围的物体表面,应经常清洁消毒,每班至少1次,并做好记录。

(4)加强环境的卫生管理:使用专门的物品进行清洁和消毒。出现或疑似有多重耐药菌感染暴发时,应增加清洁和消毒的频次。

(5)尽量使用一次性的低度危险性物品:一般诊疗用品,如血压计、听诊器、体温计等个人专用,不能专用的医疗装置使用前后应进行清洁消毒。

(6)密切观察:观察病情及生命体征的变化,耐心倾听主诉,如有异常及时通知医生并处理。严格遵守医嘱,正确用药,合理运用抗生素。定期进行各类化验,特别是伤口分泌物的细菌培养,并做好各项记录。

(7)用物处理:病人床旁备黄色感染性踩盖式垃圾桶(图1-4-28),内套2层黄

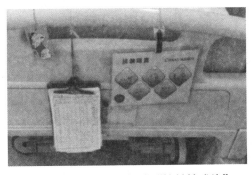
图1-4-27 病历本标注"接触性感染"

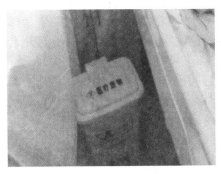
图1-4-28 床边设隔离垃圾桶

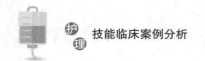

色感染性垃圾袋，以丢弃病人的所有生活和医疗垃圾。收集垃圾时，袋口用扎带扎紧，并在黄色感染性垃圾袋外贴标签注明：日间某床吴××鲍曼不动杆菌感染及相应的时间。病人换下的病衣裤及床单被套等也应依照上述方法进行分类和特殊消毒。

## 案例六

王某，男，89岁，大学文化，离休干部。病人于5年前在无明显诱因下出现肢体偏瘫、失语、吞咽困难。行头颅CT检查示：基底节梗死。近来肺部反复感染，1周前痰微生物培养示：耐甲氧西林金黄色葡萄球菌（MARS）。医嘱：内科护理常规；二级护理；予活血化瘀、营养支持、去甲万古霉素（稳可信）抗感染治疗。请分析该病人主要护理诊断及护理要点。

分析：

1. 主要护理诊断　书写规范如下。

● 感染　与长期卧床、鼻饲反流有关。

● 清理呼吸道无效　与年老体弱、长期卧床、排痰无效有关。

● 营养失调：低于机体需要量　与病人不能正常进食有关。

2. 护理要点

（1）隔离：

1）尽量选择单间隔离，也可将同类多重耐药菌感染病人安置在同一病室，病室门外设立明显标志（图1-4-29）。

2）护士进入隔离病房为病人进行护理操作时做好个人防护，穿隔离衣，戴手套（图1-4-30）。在直接接触病人前后，间接接触病人使用的物品或处理其分泌物、排泄物后，必须在流动水下清洗双手洗手。

3）与病人直接接触的相关医疗器械、器具及物品，如听诊器，要专人专用，并及时消毒处理。轮椅、担架、床旁心电图机等不能专人专用的医疗器械、器具及物品要在每次使用后擦拭消毒。

4）严格执行陪护和探视制度。隔离病室限制人员出入，如必须陪护和探视时，应向病人、陪护者和探视者进行相关隔离知识的宣教，使之严格遵循各项制度。

（2）严密观察、记录病人生命体征：观察病人体温的变化；观察病人咳嗽症状，痰液的色、质、量。配合医生合理用药，观察用药后反应。

（3）鼻饲饮食护理：鼻饲病人予抬高床头。鼻饲液每次给予量不大于250ml，每次鼻饲间隔2h以上。也可以运用鼻饲泵，匀速给予（每小时在50~150ml），冬天使用加热器。要保证鼻饲管在胃内再行鼻饲，避免误吸。病人有恶心、呕吐、胃潴留症状，停止鼻饲。

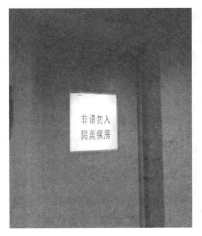
图 1-4-29　隔离病房标志

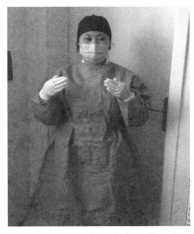
图 1-4-30　穿隔离衣，戴手套

## 案例七

张某，女，28 岁，小学教师。病人 G3P0，孕 39+1 周，孕期顺利，建卡时常规体检示：HBsAg（＋），HBeAg（＋）。3h 前出现不规则宫缩，来院急诊就诊。查体：胎心 136 次 / 分，扪及宫缩间隔 3~4 min，持续 25s，宫口开 1+cm。拟以 "G3P0，孕 39+1 周，乙肝大三阳阳性，临产" 收入产房待产。产妇顺产分娩一活婴，母婴同室。医嘱：顺产产后护理常规；人工喂养。后产妇主诉奶胀。请分析该病人主要护理诊断及护理要点。

**分析：**

1. 主要护理诊断　书写规范如下。

● 疼痛　与产后乳房胀痛有关。

● 母乳喂养中断　与产妇乙肝大三阳阳性、人工喂养有关。

● 焦虑　与担心乙肝传染婴儿有关。

2. 护理要点

（1）缓解产妇焦虑情绪，告知婴儿在出生时接种乙肝疫苗，并已在出生 12h 内接种高效价乙肝免疫球蛋白，不必过于担心乙肝传染。

（2）做好产妇乳房护理。

（3）执行护理操作时注意自我保护，做好体液 - 血液隔离措施。操作前穿隔离衣（图 1-4-31）；给病人进行肌内注射、静脉注射、静脉输液及抽血时，注意防止被针头刺伤；与病人接触后应立即洗手；该产妇使用的体温表单独放置。产妇出院后进行隔离病人终末消毒（图 1-4-32）。

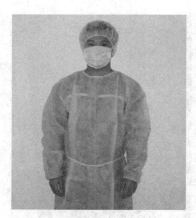

图 1-4-31　穿隔离衣

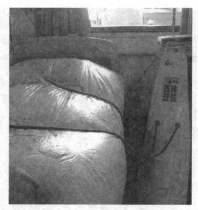

图 1-4-32　紫外线消毒

**案例八**

　　傅某，女，79 岁，大学文化，退休教师。病人于 2 个月前不慎跌倒后自查体发现右侧锁骨上近胸骨端有一大小约为 3 cm×2.5 cm 的肿块。正电子发射断层摄影（PET）检查示：双锁骨上、下区，左腋窝及纵隔多发淋巴结肿大，考虑肿瘤多发转移灶。涂片病理检查示：转移性癌，倾向低分化鳞癌。门诊拟以"肺占位性病变"收治入院。行"左手一次性无菌经外周穿刺中心静脉导管（PICC）置管术"，并行吉西他滨（誉捷）＋ 多西他赛（艾素）方案化疗。医嘱：肿瘤内科护理常规；二级护理；普食。请分析该病人主要护理诊断及护理要点。

**分析：**

　　1. **主要护理诊断**　书写规范如下。

●有感染的危险　与 PICC 置管术后导管维护不当有关。

●知识缺乏：缺乏疾病相关知识和 PICC 导管维护知识。

●恶心　与病人化疗产生的不良反应有关。

●焦虑　与病人不了解疾病的发生、发展与预后而产生的情绪有关。

　　2. **护理要点**

（1）PICC 置管护理：

1）置管前，洗手，戴无菌手套，严格无菌操作（图 1-4-33）。

2）打开无菌包后，铺无菌巾于病人置管侧手臂下，建立无菌区。

3）消毒皮肤范围直径 >20 cm，先用 70% 乙醇消毒脱脂，再用 0.5% 聚维酮碘（碘附）消毒，最后用 70% 乙醇脱碘。

4）脱手套，再次洗手，穿无菌手术衣，更换无菌手套，用生理盐水冲洗手套，防止滑石粉延导管进入血管内。

5）在消毒好的皮肤上铺洞巾，以扩大无菌区域；穿刺时戴无菌手套的双手不可接触无菌区域外，防止污染手套。

6）穿刺结束后，用透明贴膜覆盖整个导管外露部分，并在尾端用胶布蝶形固定（图1-4-34），防止导管滑脱或外露造成感染。

（2）置管术后近期注意事项：

1）置管后压迫穿刺点30 min，2 h内避免屈伸活动。

2）置管24 h内，减少置管侧肢体的活动，以防止穿刺处渗血；24 h后可从事力所能及的活动及生活自理。

3）置管术后24 h更换透明贴膜，以后每周更换1次。当贴膜出现潮湿、脱落、卷边等情况，应及时更换。

（3）PICC置管后的日常生活指导：注意置管侧衣袖不宜过紧；适当进行穿刺侧手臂活动，如握拳活动等，增加血液循环；可以淋浴，不可盆浴和泡澡，淋浴时穿刺部位要保持清洁干燥；如因对透明贴膜过敏等原因而必须使用通透性更高的贴膜时，要相应缩短更换的时间间隔。

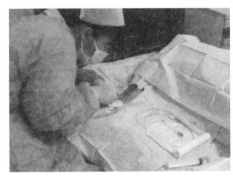

图1-4-33　PICC置管无菌操作

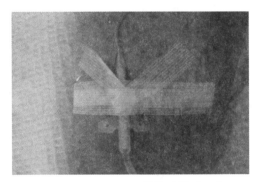

图1-4-34　PICC置管后蝶形固定

（贾　云　鞠　莹　范　青　朱宏艳）

# 第二单元

# 基本生活支持技能

————————————————————>>>>>

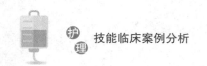 

# 项目五 清 洁 护 理

## 模块一 口 腔 护 理

**案例一**

冯某,男,54岁,初中文化,退休。病人于1年前无明显诱因下出现持续性头晕,与体位无关,左侧听力下降。头部 MRI 检查示:左脑桥小脑脚占位。门诊拟以"左脑桥小脑脚占位"收治入院。入院后完善各项检查,行"左脑桥小脑脚占位切除术",术后病理检查示:听神经鞘瘤。术后 1d,病人神志清,左侧轻微面瘫,眼睑闭合不全,吞咽困难,饮水有呛咳。医嘱:神经外科护理常规;一级护理;禁食;营养支持治疗。请分析该病人主要护理诊断及护理要点。

**分析:**

1. **主要护理诊断** 书写规范如下。

● 舒适的改变 与头晕有关。

● 有误吸的危险 与术后饮水呛咳有关。

● 自我形象紊乱 与面肌瘫痪有关。

● 潜在并发症:口腔黏膜感染、角膜溃疡。

2. **护理要点**

(1)休息:嘱病人尽量卧床休息,不单独外出,避免大幅度摆动头部。病室内注意保持地面干燥。

(2)眼部护理:病人手术后伴有面神经、三叉神经损害,眼睑闭合不全,易发生角膜溃疡,故应及时清除眼部分泌物,白天以氧氟沙星滴眼液滴眼每 2 h 1 次;夜间用金霉素眼药膏涂眼,并佩戴眼罩。

(3)口腔护理:备一次性口腔护理用物(图 2-5-1),保持口腔清洁,用生理盐水棉球清洁口腔 2 次 / 天(图 2-5-2),注意棉球干湿适宜。嗽口应少量,避免呛咳。

(4)心理支持与健康指导:鼓励其参加社会活动,增强病人战胜疾病的信心;告知病人神经功能损伤术后半年至 1 年可部分恢复,帮助病人了解必要的辅助治疗方法;告知病人出院后外出时需佩戴墨镜或眼罩保护。

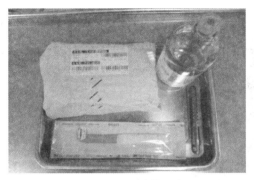

图 2-5-1　口腔护理盘

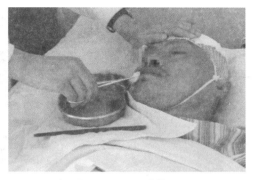

图 2-5-2　口腔护理

### 案例二

　　庄某,男,68岁,初中文化,退休。病人于1年前在家中不慎从约2m高处摔下,左额顶部先着地,当即感头痛、流血。急诊送入院,头颅CT扫描示:左侧额颞硬膜外血肿,急诊拟以"脑外伤,硬膜外血肿"收治入院。入院后即刻行"血肿清除术",术后病人昏迷,一直住院治疗至今,留置导尿管、胃管,口腔内有一溃疡。医嘱:神经外科护理常规;二级护理;鼻饲流质。请分析该病人主要护理诊断及护理要点。

**分析:**

　　1. 主要护理诊断　书写规范如下。

● 口腔黏膜受损　与口腔溃疡有关。

● 便秘　与长期卧床有关。

● 营养失调:低于机体需要量　与病人不能正常饮食有关。

● 有感染的危险　与留置导尿、胃管有关。

● 有皮肤完整性受损的危险　与长期卧床有关。

　　2. 护理要点

　　(1) 口腔护理:选择0.02%呋喃西林溶液,并备张口器 (图2-5-3)。在操作中使用开口器和压舌板时动作要轻柔 (图2-5-4),开口器要从臼齿处放入,不能强行用力,以免损伤牙齿。检查义齿是否已经取下,注意保护轻度活动的牙齿,重度活动的牙齿需请口腔科医师会诊予以拔除,防止脱落引起窒息。棉球不能太湿,干湿要适宜;选用持物牢固、不易脱落的止血钳,棉球必须夹紧,防止遗落在口腔内。擦洗时动作要轻柔,避免损伤黏膜和牙龈;禁忌漱口,以防误吸;溃疡处喷涂口腔薄膜促进愈合,注意观察是否感染。

　　(2) 皮肤护理:帮助病人翻身,每2h翻1次身或改变身体的重心;使用靠垫或枕头提供支持作用,促进舒适、预防压疮;协助病人被动关节活动锻炼,防止肌肉挛缩。

　　(3) 饮食护理:鼻饲高蛋白、高维生素、低脂肪易消化的食物 (如鱼、瘦肉、鸡蛋、蔬菜、水果等);定期评估病人营养状况,如体重、氮平衡、血浆蛋白、血糖、血电解质等以便及时调整营养素的供给量和配方。

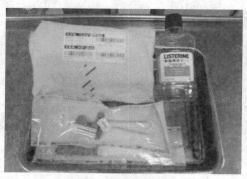

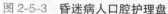

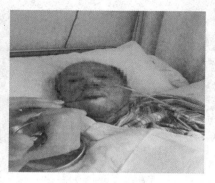

图 2-5-3　昏迷病人口腔护理盘　　　　　　图 2-5-4　压舌板使用手法

### 案例三

　　刘某，女，81 岁，小学文化，退休。病人因"反复咳嗽、咳痰病史 3 年余，加重半天"于今晨来院就诊。血常规检查提示：白细胞（WBC）计数 $7.68 \times 10^9$/L，中性粒细胞百分比（N%）73.9%，血小板（PLT）计数 $89.4 \times 10^9$/L；血气分析：pH 7.010，$PCO_2$ 107.5 mmHg，$PO_2$ 57.9 mmHg，$SPO_2$ 73%，提示酸中毒、Ⅱ型呼吸衰竭；心电图检查提示：阵发性室上性心动过速。急症给予面罩吸氧、普罗帕酮（心律平）及对症处理，后病人出现谵妄、氧饱和度下降、血压升高、大汗淋漓，紧急予以无创面罩呼吸机辅助呼吸，行对症处理，氧饱和度仍较低，遂予以气管插管、呼吸机辅助通气治疗，为求进一步诊治，拟以"慢性支气管炎急性发作，冠心病"收入 ICU 治疗。医嘱：特级护理；气管插管辅助通气；鼻饲流质饮食，留置胃管；深静脉置管；监测心率、呼吸、血压、血气分析；给予抗感染、解痉平喘、化痰治疗。请分析该病人主要护理诊断及护理要点。

**分析：**

1. 主要护理诊断　书写规范如下。

● 低效性呼吸形态　与肺的顺应性降低、气道阻力增加有关。

● 清理呼吸道无效　与呼吸道感染、分泌物过多，呼吸机疲劳有关。

● 舒适的改变　与病人气管插管引起口腔分泌物增多，口腔异味有关。

● 潜在并发症：肺性脑病。

2. 护理要点

（1）观察：密切监测病人的呼吸、心率和血压，观察缺氧和 $CO_2$ 潴留的症状和体征，监测动脉血气分析值。

（2）呼吸道管理：保持呼吸道通畅，按时协助病人翻身、拍背以促进排痰；按需吸痰，吸痰时注意无菌操作；注意观察痰液的色、质、量。每日对口腔插管病人进行口腔护理 3~4 次，抬高床头 30°~45° 等。

（3）口腔护理:护理前评估病人的意识状态。口腔护理需由2名护士共同完成（图2-5-5），一人协助固定导管，一人完成口腔护理。护理过程中保证病人安全，严格防止气管插管滑脱;按需准备口腔护理用物（图2-5-6），棉球干湿适宜，口插管气囊压力充足，防止溶液误入下呼吸道。观察口腔黏膜有无溃疡和出血点，口唇有无破损和压疮。

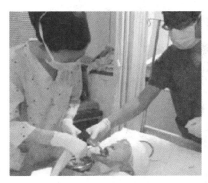
图 2-5-5　实施口腔插管病人口腔护理

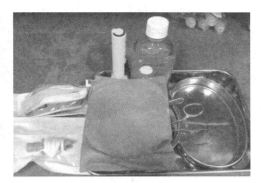
图 2-5-6　口腔插管病人口腔护理用物

### 案例四

张某,男婴,10个月。病儿于3周前无明显诱因下出现咳嗽、阵发性非痉挛性咳，初不剧烈，伴喘息，以夜间及晨起为重。予抗感染治疗3d（头孢类），稍有好转。1周前病儿咳喘较前加重，伴喉中痰鸣，来我院就诊，予雾化吸入治疗，症状较前缓解。昨日起咳喘再次加重，并出现发热，体温最高为38.9℃，伴阵发性哭吵、拒奶，精神萎软，拟以"肺炎、呼吸衰竭"收治入院。医嘱:PICU护理常规;特级护理;告病危;机械通气;吸痰;鼻饲牛奶;美罗培南（美平）抗感染，甲强龙平喘抗炎，盐酸氨溴索（沐舒坦）祛痰，磷酸肌酸钠营养心肌。请分析病儿主要护理诊断及护理要点。

分析:

1. 主要护理诊断　书写规范如下。
- 清理呼吸道无效　与病儿痰液分泌多、黏稠有关。
- 体温过高　与疾病的感染有关。
- 营养失调:低于机体需要量　与病儿拒奶，摄入不足有关。
- 有导管滑脱的危险。

2. 护理要点

（1）保持呼吸道通畅:按需吸痰，吸痰前后充分给氧，动作需轻柔，负压不宜过大，吸痰时间不超过15 s。

（2）加强生命体征的观察:定时测量体温并给予冰袋降温，或遵医嘱对症处理。

（3）口腔护理：每日 2 次，棉球需绞干不可过湿，防止误吸（图 2-5-7），可使用压舌板辅助张口（图 2-5-8），注意动作需轻柔，避免不必要损伤。

（4）健康指导：保持病室环境整洁，空气新鲜，定时开窗通风；指导病儿家长选择合理饮食，加强病儿营养。

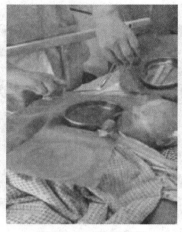 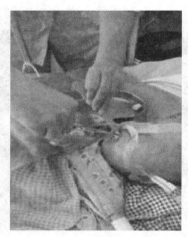

图 2-5-7　绞干棉球　　　　　　　图 2-5-8　压舌板辅助张口

（陈黎芸　王园园　朱宏艳）

## 模块二　头 发 护 理

### 案例一

姜某，女，30 岁，小学文化，家庭妇女。病人因双相抑郁症 9 个月余入院治疗。入院时病人卫生情况差，情绪低落、闷闷不乐，少言，动作迟缓，主诉注意力不能集中，记忆力下降，失眠，常感到心悸、胸闷。医嘱：二级护理。用药后，目前病人神志清醒，生命体征平稳。请分析该病人主要护理诊断及护理要点。

分析：

1. 主要护理诊断　书写规范如下。

● 卫生自理缺陷　与抑郁症有关。

● 活动无耐力　与偏瘫有关。

● 自我形象紊乱　与偏瘫后生活无法自理有关。

● 焦虑　与病程长，担心愈后有关。

2. 护理要点

（1）生活护理：备好洗头车（图 2-5-9），每周给病人床上洗头 2 次；每日协助病人梳头（图 2-5-10）。做好皮肤护理、会阴护理等各项基础护理。

（2）注意安全：确保病人住院期间安全，经常巡视病房，勿使病人持有小刀、皮带等可能涉及个人安全的危险物品；告知病人家属特殊病人陪护制度。

（3）心理支持：经常与病人交流，做好心理护理，介绍抑郁症康复成功案例，增加病人信心，减少消极情绪。根据病人需要满足其对于自我形象的其他需求。

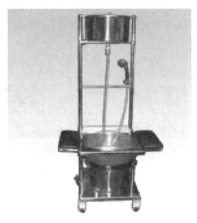

图 2-5-9　洗头车

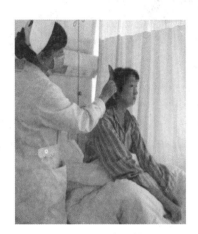

图 2-5-10　床上梳头

**案例二**

田某，女，58 岁，中专文化，退休。病人 1 周前突发双下肢无力来院就诊。脑电图检查示：格林巴利综合征，为进一步治疗收治入院。入院后肌无力症状加重，无法自由行走，卧床休息。医嘱：二级护理；普食；口服泼尼松（强的松）10mg，qd；静脉丙种球蛋白注射液 10g，ivgtt，qd×3d；激素冲击治疗。入院后第 6 天病人自觉头发油腻，头皮发痒，烦躁不安。请分析该病人主要护理诊断及护理要点。

🅐 分析：

1. 主要护理诊断　书写规范如下。

● 营养失调：低于机体需要量　与服用激素类药物，代谢加快有关。

● 躯体活动障碍　格林巴利综合征与双下肢肌无力负重，行走不便有关。

● 卫生自理缺陷　与肌无力有关。

● 潜在并发症：坠积性肺炎。

2. 护理要点

（1）呼吸道管理：定时为病人翻身、拍背，促进痰液的排泄，预防肺部感染。

（2）皮肤护理：使用气垫床，每 2h 翻身 1 次，减轻局部骨隆突处皮肤受压，预防压疮。

（3）头发护理：洗头前关闭门窗，维持室温在（24±2）℃，拉床旁遮隔帘，摇平病床，撤枕，水温维持在 40~45℃。将橡胶单及浴巾垫于病人头、肩下；松开病人衣领向内反折，将毛巾围于颈部，用安全别针固定（图 2-5-11）。将洗头车（图 2-5-12）推至病人床旁，协助病人仰卧，移枕于肩下，使头后仰，易于冲洗，防止水倒流，污染床单位。

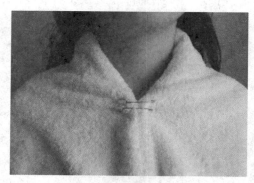
图 2-5-11　病人准备

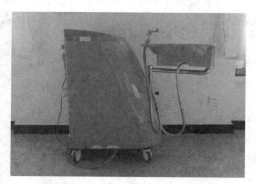
图 2-5-12　洗头车

## 案例三

朱某，男婴，8 个月。病儿 1 周前无明显诱因下出现面色苍白、气急。心电图检查示：不纯性房扑，使用普罗帕酮（心律平）后频发紊乱性心动过速，为进一步治疗收治入院。入院体检：体温 36.3℃；脉搏 132 次/分；呼吸 38 次/分；血压 91/56 mmHg；氧饱和度（$SaO_2$）99%（未吸氧）；肝肋下 2.5 cm；出汗多，个体卫生欠佳。完善相关检查：心电图检查（EKG）示右心室大、左心室大、ST-T 变化；二维超声心动描计（2DE）示：左心室球样扩张，左心收缩功能低下。诊断为心律失常、心肌病、心功能不全。医嘱：予地高辛纠正心律失常；多巴胺强心；呋塞米（速尿）、螺内酯（安体舒通）及卡托普利（开搏通）减轻心脏负荷；肌氨肽苷（杜玛）营养心肌。请分析该病儿主要护理诊断及护理要点。

**分析：**

1. 主要护理诊断　书写规范如下。

● 气体交换受损　与肺淤血、肺部感染有关。

● 活动无耐力　与心肌收缩力降低、心输出量减少有关。

● 卫生自理缺陷　与病儿年龄小，尚不具备自理能力有关。

● 潜在并发症：急性心衰。

2. 护理要点

（1）呼吸道管理：评估病儿呼吸的频率、形态、深度、面色；保持气道开放，取半卧位或摇高床头，给予低流量氧气吸入，监测 $SaO_2$；必要时给予超声雾化吸入。

（2）保持病室安静舒适，避免剧烈哭闹，必要时镇静。评估病儿神志、入液量、尿量、心率、心律、面色，听诊心音；心率增快时迅速评估是否快速性心律失常，若病儿安睡，立即通知医生，启动急性心力衰竭急救预案；若急性心力衰竭不能缓解，立即呼叫急救组。

（3）用药护理：遵医嘱予强心利尿、扩血管治疗；遵医嘱抗心律失常；室上速可刺激迷走神经，予静脉推注抗心律失常药物，必须在心电监护下、医生在场时使用，口服抗心律失常药物前和服药后听诊心率1min，注意观察并记录。

（4）头发护理：病儿头部移至床边，注意安全，防止坠床。用电子温度计测试水温（图2-5-13），水温维持在43~45℃。洗头时用指腹部揉搓头皮和头发，力量适中，避免抓伤头皮（图2-5-14）；注意勿让水进入眼睛、耳朵内；尽量不要弄湿衣服、床单位。观察病儿反应；洗头时注意保护伤口和各种管路，做好病情观察。

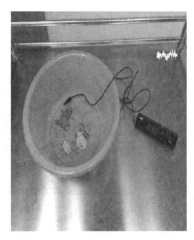
图2-5-13　电子温度计测试水温

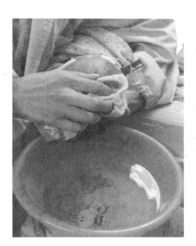
图2-5-14　为病儿洗头

**案例四**

何某，女孩，8岁。病儿出生后因感冒到医院体检时发现心脏杂音，诊断为先天性心脏病，心脏彩超检查示：室间隔缺损（VSD）、卵圆孔未闭（PFO），未给予进一步治疗。1周前病儿出现咳嗽，单声咳，于我院就诊，二维超声心动描计（2DE）检查示：VSD、PFO，诊断为：VSD。本次入院拟行心导管介入治疗。心脏彩超示：VSD、PFO；心电图示：窦性心律；胸片示：心影稍大，肺血稍多，两肺纹理增多。医嘱：予头孢呋辛抗炎；利巴韦林抗病毒；敌咳止咳；阿司匹林（巴米尔）抗凝；感染控制后行"心导管介入术"。入院时个人卫生情况欠佳。请分析该病儿主要护理诊断及护理要点。

**分析：**

1. **主要护理诊断**　书写规范如下。

● **清理呼吸道无效**　与病儿咳嗽有关。

● 卫生自理缺陷。

● 皮肤完整性受损　与导管穿刺伤口有关。

2. 护理要点

（1）清理呼吸道：评估呼吸频率和节律，咳嗽次数和性质，呼吸音，痰鸣音，痰液的色、质、量。做好家长及病儿的入院卫生宣教，避免交叉感染。教会家长有效的拍背方法，鼓励病儿有效咳嗽及多饮水。

（2）头发护理：备齐梳子、30%乙醇或液状石蜡等用物，协助病儿梳头，遇发结时，以乙醇或液状石蜡润湿后再梳（图2-5-15）。若头发纠结很多时，在征得病儿同意后剪掉。

（3）伤口护理：评估病儿有无高危因素及出血倾向。正确按压伤口（图2-5-16）。定期观察病儿伤口情况，若伤口渗血及时更换，保持敷料干燥；若有血肿及时通知医生处理。

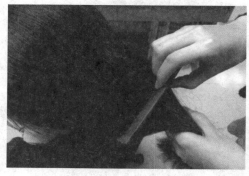

图 2-5-15　协助病儿梳头

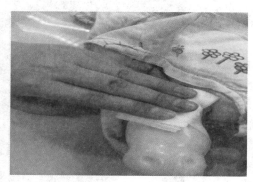

图 2-5-16　伤口按压

（4）健康宣教：评估病儿和家长的学历、语言表达能力、理解能力和宣教接受程度。告知家长与病儿禁食、禁饮时间和相关护理注意事项，嘱心导管介入术当日病儿卧床休息，不可下地走动；术后1 d可下地行走。

（张美琴　陈佳洁　范　青　顾慧萍）

## 模块三　皮肤护理

### 案例一

童某，男，72岁，小学文化，退休。病人因"间断胸闷、胸痛18 h"来院就诊，心电图检查示：$V_1 \sim V_3$ 导联 T 波高尖；III、AVF 导联异常 Q 波；T 波异常。拟以"冠心病，急性下壁心肌梗死"收治入院。入院后完善检查，给予抗血小板聚集、降血脂稳定斑块、降低心肌耗氧量处理，择期行"冠状动脉旁路搭桥术（CABG）"。

术后转入 ICU 继续治疗。现病人麻醉已醒，予气管插管接呼吸机辅助呼吸；心电监护；有创血压监测；纵隔胸腔引流管接水封瓶小负压吸引；留置导尿畅。医嘱：特级护理；气管插管辅助通气；留置胃管；予降低心率、维持血容量等；注意复查心肌梗死 3 项、心电图、凝血功能；注意尿量、引流液的变化。病人消瘦，血红蛋白含量低。请分析该病人主要护理诊断及护理要点。

**分析：**

1. 主要护理诊断　书写规范如下。

● 疼痛　与手术创伤有关。

● 活动无耐力　与手术创伤、麻醉镇静药的使用有关。

● 潜在并发症：心律失常。

● 有皮肤完整性受损的危险。

2. 护理要点

（1）严密观察：观察心率、血压、心律的变化，观察尿量及引流量的变化。

（2）皮肤护理：病人消瘦，给予卧气垫床，保持床单位清洁、干燥。每 2h 翻身 1 次，背部垫软枕（图 2-5-17），避免皮肤长时间受压。背部使用赛肤润等皮肤保护剂喷涂（图 2-5-18），在皮肤表面形成脂质的保护膜，覆盖、隔离保护皮肤。

（3）管道护理：导尿管与胸腔引流管固定妥当，保持通畅，观察尿液与引流液色、质、量的变化。

（4）疼痛护理：评估病人疼痛的部位、性质、程度，解释引起疼痛的原因，遵医嘱使用镇静药。

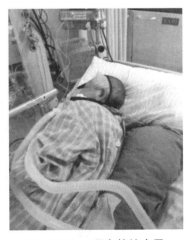

图 2-5-17　翻身垫枕应用

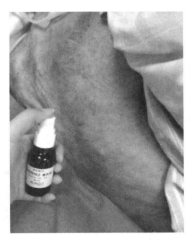

图 2-5-18　背部皮肤局部用药

**案例二**

　　林某，男，92岁，小学文化，退休。病人因"反复咳嗽、咳痰、气喘30年，加重半个月，少尿伴意识障碍2d"来院就诊。急诊拟以"慢性支气管炎急性发作，Ⅱ型呼吸衰竭；肾功能不全（尿毒症期）"收入ICU治疗。病人尾骶部有 $5\,cm^2 \times 5\,cm^2$ Ⅲ度压疮。立即予气管插管、对症支持治疗。医嘱：特级护理；告病危；气管插管辅助通气；禁食；留置胃管；深静脉置管；留置导尿；留置血滤管；监测心率、呼吸、血压、血气分析、尿量；给予抗感染、解痉平喘、化痰等治疗。请分析该病人主要护理诊断及护理要点。

**分析：**

　　1. **主要护理诊断**　书写规范如下。

- 清理呼吸道无效　与呼吸道感染，分泌物增多有关。
- 皮肤完整性受损　与病情危重，抵抗力低下，长期卧床有关。
- 电解质紊乱　与肾功能不全所致肾小球滤过功能受损有关。
- 营养失调：低于机体需要量　与慢性疾病机使体消耗增多有关。

　　2. **护理要点**

　　（1）观察：监测病人的心率、血压、呼吸、尿量及水、电解质变化及血气分析结果，肝、肾功能的变化。

　　（2）加强气道管理：保持呼吸道通畅，按需吸痰，吸痰时注意无菌操作。按时协助病人翻身，拍背，促进排痰。观察痰液的色、质、量。

　　（3）加强皮肤护理：溃疡创面存在硬痂可予外科清创，用水胶体敷料覆盖于溃疡创面使痂皮软化。渗液较多时可以覆盖藻酸盐等吸收性敷料。待长出新鲜肉芽组织时，要注意保护创面，促进肉芽组织生长，可使用藻酸盐或溃疡糊填充创面，使用封闭敷料覆盖（图2-5-19），定期更敷料换（图2-5-20）。

　　（4）加强营养：为病人提供高热量、高蛋白饮食，加强营养，增强抵抗力。

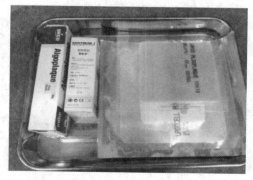

图2-5-19　**压疮护理用物**

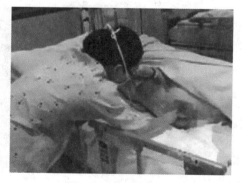

图2-5-20　**更换敷贴**

## 案例三

李某，女，51岁，初中文化，退休工人。病人于半月前无明显诱因下出现小便困难、尿潴留，无尿痛及发热。9 d前双下肢无力，渐进性加重，以右下肢为重，伴右下肢感觉障碍，MRI检查示:T3~6椎管内占位。为进一步治疗，门诊拟以"椎管内占位"收治入院。现病人不能独立行走，生活需协助，尾骶部有一1 cm×1 cm的压疮，表情忧虑，烦躁不安。医嘱:神经外科护理常规;二级护理;普食。请分析该病人主要护理诊断及护理要点。

**分析:**

1. 主要护理诊断　书写规范如下。

● 皮肤完整性受损　与肢体活动障碍有关。

● 尿潴留　与神经根受压有关。

● 焦虑　与环境改变，担心疾病的预后有关。

● 有外伤的危险　与肢体活动障碍有关。

2. 护理要点

（1）压疮护理:定时给伤口清洁、换药（图2-5-21），换药时使用泡沫敷料（图2-5-22），以促进伤口愈合。给予定时翻身，使用气垫床，防止皮肤持续受压。

（2）尿道护理:嘱病人排尿时采取最舒适的姿势，同时按摩膀胱，以增加膀胱内的压力，必要时给予留置导尿。

（3）观察:严密观察病人的四肢活动情况，注意有无感觉平面上升。

（4）心理支持:介绍手术治疗的一般知识，做好心理护理，缓解焦虑情绪。

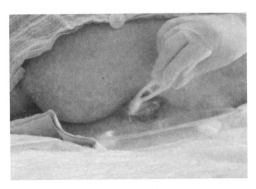

图2-5-21　创面清洁

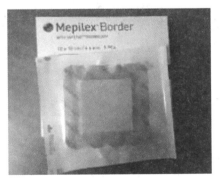

图2-5-22　泡沫敷料

## 案例四

张某，男，80岁，小学文化，退休工人。病人反复胸闷气促10余年，伴咳嗽、咳痰及下肢水肿1年余，现因症状加重，为进一步治疗入院。诊断为心力衰竭。

病人体乏，卧床休息，曾有脑梗死史，四肢活动不便，生活需家属协助。医嘱：心内科护理常规；二级护理；低盐饮食；予强心、利尿、扩血管治疗。请分析该病人主要护理诊断及护理要点。

分析：

1. 主要护理诊断　书写规范如下。

● 有皮肤完整性受损的危险　与长期卧床及水肿有关。

● 体液过多　与心力衰竭导致水肿有关。

● 活动无耐力　与心功能下降有关。

● 有感染的危险　与长期卧床导致肺部感染有关。

2. 护理要点

（1）压疮护理：建立压疮预报及跟踪，每班定时观察皮肤情况，做好护理记录，做好床边交接班；每2h协助病人变换体位，受压部位用脂肪酸酯（赛肤润）按摩油进行按摩（图2-5-23、2-5-24），促进血液循环。翻身时给予拍背，促进咳痰，预防肺部感染。

（2）保持床单位及病衣裤的清洁干燥，如有潮湿污染及时更换。移动病人时避免拖、拉，减轻摩擦力对皮肤的损伤。

（3）遵医嘱使用利尿药物减轻病人水肿，准确记录出入量。

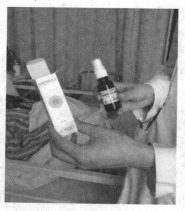　　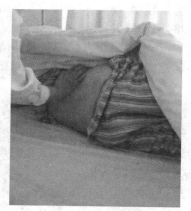

图2-5-23　赛肤润　　　　　图2-5-24　背部皮肤按摩

### 案例五

陆某，男，88岁，小学文化，农民。病人因"二尖瓣关闭不全"于5年前在外院行"二尖瓣置换术"。术后正规服药，1个月前因感冒发热后一直低热、咽痛，1周以来胸闷，心悸较前加重，乏力，多汗，体温升高明显。查体：面色苍白，心尖部闻及收缩期杂音。拟以"感染性心内膜炎"收治入院。医嘱：心内科护理常规；二级护理；体温 >38.5℃，查血培养。请分析收治该病人主要护理诊断及护理要点。

**分析:**

1. 主要护理诊断　书写规范如下。

● 有皮肤完整性受损的危险　与发热多汗有关。

● 体温过高　与感染有关。

● 活动无耐力　与体温升高有关。

2. 护理要点

（1）嘱病人卧床休息,观察体温变化,每 4h 测体温、脉搏、呼吸 1 次并做好记录。根据医嘱给予乙醇擦浴（图 2-5-25）,擦浴半小时后记录降温效果。体温骤退时予以盖被保暖,注意病情变化。

（2）做好生活护理:每日口腔护理 2 次;注意皮肤卫生, 每 2h 翻身, 预防压疮。大量出汗者要及时更换衣物, 避直接吹风, 避免受凉。

（3）饮食避免油腻,以清淡为主,多吃新鲜蔬菜水果,高热时宜进半流质饮食,嘱病人多饮水。

（4）确保病人安全,卧床时床栏加护,预防坠床（图 2-5-26）。

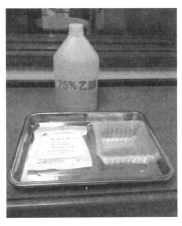

图 2-5-25　**乙醇擦浴用物**

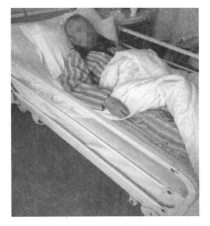

图 2-5-26　**床栏的使用**

（张美琴　陈黎芸　陈佳洁　王园园）

## 模块四　晨晚间护理

**案例一**

陈某,女,84 岁,小学文化,退休。病人因"双下肢胀痛伴发凉、麻木 1h 余,双下肢皮肤苍白,不能运动,皮温较低,小腿腓肠肌松软,有触痛,双侧股动脉、腘动脉、足背动脉均未扪及,双侧脚趾及脚踝部运动欠佳"来院就诊,急诊拟以"腹主动脉骑跨栓"收治入院。病人安装心脏起搏器后,有房颤、高血压、2 型糖尿病史,控制均尚可。医嘱:外科护理常规;一级护理;低盐、低脂、糖尿病饮食。入院后急症行"双下肢股动脉切开取栓术 + 动脉吻合术"。术后行床边血透治疗,予以抗凝、抗感染治疗。请分析该病人主要护理诊断及护理要点。

**分析:**

1. 主要护理诊断　书写规范如下。

● 疼痛　与患肢缺血有关。

● 舒适度的改变　与术后需卧床至少 2 周有关。

● 营养失调　与功能失调有关。

● 生活自理缺陷　与术后需卧床有关。

● 知识缺乏:缺乏疾病相关知识。

2. 护理要点

(1)加强晨晚间护理:使用一次性扫床刷(图 2-5-27)为病人清扫床铺或更换清洁的床单位;整理被服,更换污染的病号服。

(2)预防压疮:使用气垫床(图 2-5-28),每 2 h 翻身。

(3)监测病人血象,特别是凝血功能及肾功能的变化;根据病情遵医嘱调节补液滴速,记录尿液的色、质、量。血透时需要严密监测病人的生命体征和血压变化,调整血透方案。

(4)指导活动:指导病人床上运动,帮助机体功能恢复,活动时注意观察伤口有无渗血的情况,若有渗血及时通知医生处理。

(5)疼痛护理:遵医嘱给予哌替啶肌内注射镇痛,注意观察镇痛效果及是否出现药物不良反应。

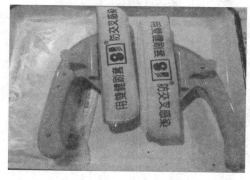

图 2-5-27　一次性扫床刷

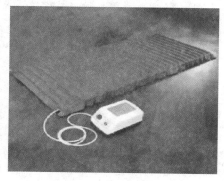

图 2-5-28　气垫床

**案例二**

徐某，女，33岁，初中文化，待业。病人于12年前无明显诱因下出现头痛、头晕不适，诊断为颅内肿瘤，行"占位切除术"。术后病理切片检查示：脑膜瘤（不典型性）。4年前复发，再次行手术治疗。后病人肿瘤再次复发，门诊拟以"脑膜瘤复发"收治入院。入院后行姑息治疗。病人昏迷，无自主活动，长期卧床，留置胃管，导尿中。医嘱：神经外科护理常规；二级护理；鼻饲流质。请分析该病人主要护理诊断及护理要点。

**分析：**

1. 主要护理诊断　书写规范如下。

● 有皮肤完整性受损的危险　与长期卧床有关。

● 营养失调：低于机体需要量　与肿瘤有关。

● 有感染的危险　与长期置管有关。

2. 护理要点

（1）观察：观察病人生命体征及有无感染的临床表现，如发热、尿液混浊、脓性排泄物等。

（2）管道护理：指导并协助病人保持个人卫生（图 2-5-29）；加强各种管道护理，记录各种导管及敷料的消毒日期，定期消毒；保持管道通畅。

（3）防止并发症：建立翻身卡，定时翻身拍背，促进痰液排除，预防坠积性肺炎。

（4）饮食护理：给予鼻饲流质饮食，保证机体的每日需要量，每次鼻饲量少于 200 ml，间隔时间不少于 2h。

（5）床单位清洁：保持床单位的清洁干燥，做好晨晚间护理，每天湿式扫床 2 次（图 2-5-30）。

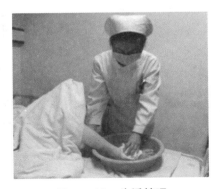

图 2-5-29　生活护理

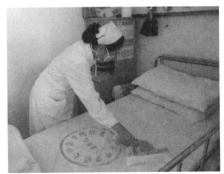

图 2-5-30　湿式扫床

**案例三**

靖某，女，57岁，初中文化，退休工人。病人于1年前无明显诱因下出现头晕，呈阵发性，逐渐加重，休息后未见好转，无昏迷、恶心呕吐、肢体抽搐及乳房溢乳，头颅磁共振成像检查（MR）示：鞍区占位。门诊拟以"垂体瘤"收治入院。入院后完善各项术前检查，行"经鼻蝶垂体瘤切除术"。术后神清，经口吸氧，流量3 L/min。医嘱：神经外科护理常规；二级护理；普食；卧床休息。请分析该病人主要护理诊断及护理要点。

**分析：**

1. 主要护理诊断　书写规范如下。

● 知识缺乏：与缺乏疾病相关知识有关。

● 舒适的改变　与术后卧床、张口呼吸有关。

● 潜在并发症：尿崩症、电解质紊乱。

2. 护理要点

（1）生活护理：经鼻蝶垂体瘤切除术后病人要卧床7d，应加强巡视，协助病人做好各项生活护理，如清洁面部（图2-5-31）、剪指甲等。

（2）观察：鼻腔内引流条不可拽出，注意观察伤口渗液情况及是否有脑脊液漏。准确记录24 h出入量，定时监测血电解质，早期发现尿崩症及电解质紊乱。

（3）氧疗护理：清洁及湿润病人的鼻腔2次/天，及时更换湿化瓶（图2-5-32）。向病人及病人家属宣教用氧安全，嘱不可随意调节氧气流量，不可在周围吸烟或使用明火，不能用油腻的手接触氧流量表。

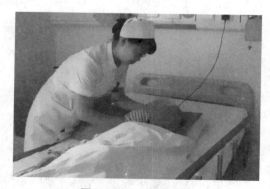

图2-5-31　清洁面部

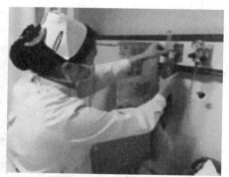

图2-5-32　氧疗护理

（黄斯旖　陈黎芸）

项目六 生命体征的评估与护理

模块一 体温的评估与护理

案例一

罗某，男，63岁，小学文化，农民。病人主诉3个月前无明显诱因下出现咳嗽、咳痰，痰中带血丝。胸部CT扫描示：左上肺空洞型病变。消炎后复查胸部CT扫描示：肺癌可能性大，伴左肺多发性转移。气管镜活检示：鳞状细胞癌。为进一步治疗，由门诊收入院。入院后测口温在36.9~39℃波动。血常规示：白细胞计数 $12.4 \times 10^9/L$。请分析该病人主要护理诊断及护理要点。

分析：

1. 主要护理诊断　书写规范如下。

● 体温升高　与癌肿引起代谢率增加有关。

● 体液失调　与高热大量出汗有关。

● 焦虑　与疾病对自身健康危害有关。

2. 护理要点

（1）监测体温：观察病人体温波动，每4 h测量1次体温（图2-6-1），将测量结果及时记录于体温单上（图2-6-2）。

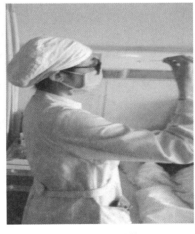

图2-6-1　测量体温

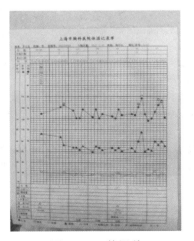

图2-6-2　体温单

（2）发热护理：

1）整洁、保暖：保持床单位和病衣裤清洁干燥，如有潮湿和污染及时更换；病房内定时开窗通风换气，注意保暖，防止受凉。

2）降温：体温≥38.5℃先行物理降温，如头置冰袋，嘱病人多饮水及温水擦身等；在物理降温同时遵医嘱配合药物降温，注意观察病人用药后的反应及降温效果。遵医嘱正确、及时抽取血标本并及时送检，尽快查明发热病因，减轻病人焦虑。

3）饮食护理：嘱病人多食新鲜的蔬菜、水果及易消化的半流质，忌油腻；每日口腔护理2次，提高病人食欲、促进舒适。

## 案例二

周某，男，53岁，小学文化，自由职业者。病人主诉于20余天前体检发现右肺中叶结节。由门诊收治入院进一步治疗。在全麻下行"胸腔镜辅助下右肺中叶切除术"。术后生命体征平稳，由ICU返回病房。现伴有呼吸道感染，体温维持在37~39.5℃。请分析该病人主要护理诊断及护理要点。

分析：

1. 主要护理诊断　书写规范如下。

● 体温升高　与手术后外科吸收热及呼吸道感染有关。

● 低效性呼吸形态　与手术后肺功能未完全恢复有关。

● 焦虑　与体温升高有关。

2. 护理要点

（1）发热护理：监测体温波动，定时测量体温，体温≥37.5℃，每天测量4次。高热时给予冰袋（图2-6-3）降温，可放置冰袋于枕骨之下（图2-6-4）、腹股沟等处，禁止放于心前区和足底。嘱多饮温开水。

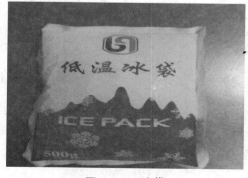

图2-6-3　冰袋

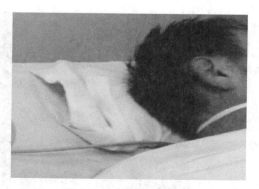

图2-6-4　枕部冰袋降温

（2）指导有效的呼吸：指导并教会病人深呼吸、吹气球等肺功能锻炼的方法，促进肺功能早日恢复。

（3）鼓励活动:鼓励病人胸管拔除后尽早下床活动，以促进胸腔积液吸收，防止因胸腔积液过多而引起的发热。

（4）心理支持:减轻焦虑，使其积极配合治疗和护理。

**案例三**

赵某，男婴，6个月。病儿咳嗽2d，1天来发热38~39.5℃，伴喘憋。拟以"肺炎"收治入院。病后吃奶稍差，二便正常，母乳喂养，按常规添加辅食。查体:急性病容;呼吸急促;体温39.5℃，呼吸64次/分，脉搏180次/分;可见鼻扇及三凹征，口周发绀，两肺满布中小水泡音;腹软，肝肋下3cm;脊柱、四肢无畸形;神经系统正常。请分析该病儿主要护理诊断及护理要点。

**分析:**

1. 主要护理诊断　书写规范如下。

● 气体交换受损　与肺部炎症有关。

● 体温过高　与肺部感染有关。

● 清理呼吸道无效　与呼吸道分泌物过多，病儿年幼不会自主排痰有关。

● 心输出量减少　与肺炎致肺动脉压力增高和心力衰竭有关。

2. 护理措施

（1）病室环境调整:保持病室环境舒适，空气流通，温、湿度适宜。

（2）发热护理:密切监测体温的变化，测肛温，6次/日（图2-6-5），及时绘制体温单。发热时给予物理降温，将冰袋中的大冰块捏碎，用棉布包裹后置于病儿枕下，防止冻伤（图2-6-6）。给予温水擦浴，以逐渐降温为宜，防止虚脱;病儿出汗时及时协助擦汗、换衣，避免受凉;保持口腔和皮肤清洁。

（3）保持呼吸道通畅:及时清除呼吸道分泌物，可给予超声雾化吸入、吸痰。

（4）药物治疗:遵医嘱给予抗炎、化痰、强心、利尿药。减慢输液速度。

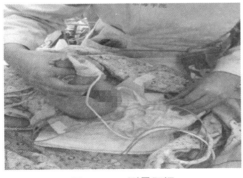

图2-6-5　测量肛温

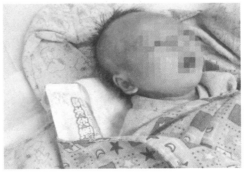

图2-6-6　冰袋降温

（5）饮食护理:继续母乳喂养，暂停辅食，并嘱咐家长多喂水。准确记录24 h出入量。

（6）健康教育:向病儿家长讲解本病的有关知识和护理要点，指导合理喂养。告知家长呼吸道感染常用药物的名称、剂量、用法及常见的不良反应，若有异常及时呼叫医生;嘱经常抱起病儿安抚，帮助病儿适应住院环境，尽量使病儿安静。

## 案例四

刘某，系G3P2，胎龄37+周，经剖宫产出生，出生体重2.45 kg，出生时羊水、胎盘、脐带正常，出生时1 min、5 min阿氏评分均为10分，出生后无发绀、呻吟。入院体查:体温不升，脉搏135次/分，呼吸40次/分，体重2.45 kg;神志清，哭声响，面色红润;囟门平软，张力不高;全身皮肤苍白;呼吸平顺;三凹征阴性，腹软，四肢无畸形;新生儿原始反射可引出。请分析该病儿主要护理诊断及护理要点。

**分析:**

1. **主要护理诊断** 书写规范如下。
- **体温过低** 与体温调节功能不良有关。
- **有皮肤完整性受损的危险。**
- **营养失调:低于机体需要量** 与摄入量不足有关。

2. **护理措施**

（1）调节病室环境温度:室内温度应维持在22~24℃，相对湿度为55%~65%，促进舒适，减少病儿体内水分丢失。

（2）保暖:使用耳温计测量病儿体温，6次/日（图2-6-7）。将病儿安置在暖箱中保暖（图2-6-8），根据病儿体重设定暖箱温度。注意关好暖箱操作门，防止病儿坠床。进行治疗操作时尽量缩短操作时间，集中完成。

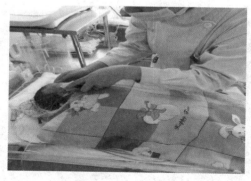

图 2-6-7 **测量体温**

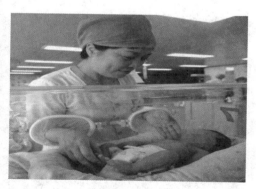

图 2-6-8 **暖箱**

（3）饮食护理:根据医嘱给予病儿早产儿奶 20 ml 喂养，每日测量体重，根据耐受力逐渐增加喂养量，原则上以不发生胃潴留和呕吐为限。

（4）加强补液管理，准确配置液体剂量，使用输液泵严格控制输液速度，定时观察记录。

（金彩萍　雒胜男　彭幼清）

## 模块二　脉搏的评估与护理

**案例一**

　　周某，女，65 岁，初中文化，退休。病人 10 年前诊断为二尖瓣狭窄，行二尖瓣置换术（机械瓣），术后常规服用华法林。近 2 年反复心悸不适伴胸闷、气短，为进一步治疗入院。查体:神志清，两肺呼吸音清，胃纳尚可;心电图检查示:心率 119 次 / 分，房颤，脉搏短绌;心脏超声示:左心房增大，见血栓，左心室射血分数 0.56;测凝血功能:凝血酶原时间 14 s，部分凝血活酶时间 2.1;B 型尿钠钛 325。予以抗心律失常、强心、利尿等治疗。请分析该病人主要护理诊断及护理要点。

**分析:**

1. 主要护理诊断　书写规范如下。

● 焦虑　与病程长，担心愈后有关。

● 活动耐力下降　与心功能下降有关。

● 心输出量减少　与房颤有关。

● 有心脏组织灌注不足的危险　与心房血栓有关。

2. 护理要点

（1）持续监测病人心率:测量脉搏短绌时由两名护士一人测脉搏，一人测心率。测心率时护士看表并发出"开始"指令，测 1 min 结束。脉搏短绌者以分数式记录，记录方式为心率 / 脉率（图 2-6-9）。

（2）观察用药反应:根据医嘱使用抗心律失常药物（图 2-6-10），观察用药疗效和不良反应，同时测量心律、脉率并记录。

（3）生活护理:经常巡视病房，协助做好病人的生活护理。注意观察病人的神志，肢体活动等，如有异常及时通知医生。

（4）心理支持:与病人多交流，了解病人需求和想法，讲解疾病相关知识。

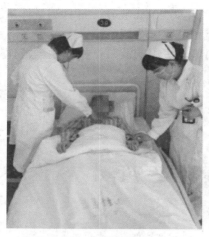

图 2-6-9 脉搏短绌的测量方法

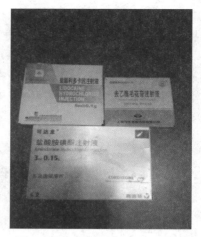

图 2-6-10 常用抗心律失常药物

---

**案例二**

颜某,女,78 岁,小学文化,农民。病人 5 年来反复于活动后出现胸闷、气促,伴乏力、头晕,偶有黑蒙、视物模糊。24 h 动态心电图检查示:窦性心动过缓伴不齐、短阵房速,窦性停搏,最长时间 4.85 s。近期病人自觉上述症状加重,10 d 前无明显诱因下突发晕厥 1 次,持续约 3 min,后自行好转,无抽搐、痉挛、大小便失禁。为进一步检查入院。入院后初步诊断为病态窦房结综合征。医嘱:心内科护理常规;二级护理;心电监护。拟完善各项检查后行"起搏器安置术"。请分析该病人主要护理诊断及护理要点。

**分析:**

1. 主要护理诊断 书写规范如下。

● 有受伤的危险 与心动过缓导致晕厥有关。

● 知识缺乏:缺乏疾病及起搏器安置术相关知识。

● 焦虑 与突发晕厥,担心疾病危害有关。

2. 护理要点

(1)遵医嘱给予心电监护(图 2-6-11、2-6-12):密切观察病人心率、心律变化情况,出现异常及时通知医生处理。

(2)用药观察:遵医嘱使用抗心律失常药物,注意观察用药疗效。监测病人电解质,尤其是血钾的变化情况,警惕心脏骤停。备齐各类药品及抢救物品,以便遇突发事件及时处理。

(3)安全防护:嘱病人减少活动,床边安装防护栏,要求家属陪护;嘱外出检查使用轮椅护送病人,避免发生意外。

(4)术前宣教:做好疾病及起搏器安置术前宣教,告知病人起搏器安置术的过程及注意事项,使其了解相关注意事项,取得病人配合。

（5）心理支持：主动与病人沟通，了解病人内心需求，介绍成功案例，缓解紧张、焦虑情绪。

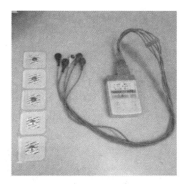

图 2-6-11　心电监护遥测（病人装置）

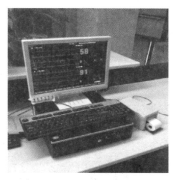

图 2-6-12　心电监护遥测（护士站装置）

## 案例三

陈某，男婴，2个月，体重 5kg。病儿因"肺炎"至外院就诊治疗，发现心动过速，遂来我院就诊，拟以"心动过速"收治入院。入院听诊心率增快，心电监护示：心率 213~240 次/分，血压 105/86mmHg，氧饱和度 85%。心率控制后改服索他洛尔加用谷胱甘肽（泰特）、葡醛内酯（肝泰乐）保肝治疗。心电图检查示：室上速，继发 ST-T 变化，心率 213 次/分；心脏彩超示：卵圆孔未闭（PFO）；左心室射血分数（LVEF）78.9%，少量心包积液；24h 动态心电图（Holter）检查示：房性期前收缩并有短阵房速、短 P-R 间期、交界性期前收缩（早搏）。请分析该病儿主要护理诊断及护理要点。

分析：

1. 主要护理诊断　书写规范如下。

● 皮肤完整性受损　与长期使用刺激静脉的药物有关。

● 心输出量减少　与心功能不全有关。

● 潜在并发症：肝损害。

2. 护理要点

（1）脉搏的测量与护理：以示、中、无名 3 指端轻按动脉部位，压力大小以能清楚触到脉搏为宜，也可测量肱动脉、颈动脉、颞动脉等。勿用拇指诊脉，因拇指有小动脉搏动，易和病儿的脉搏相混。计时 1min。

（2）心电监护护理：必要时心电监护，监护仪（图 2-6-13）放置于平稳安全处，避免高处跌落和碰撞。电极片放置准确（图 2-6-14），有污垢可用温水擦拭干净后再贴，禁止贴于乳头、乳晕部位。设置 HR、R、BP、SaO$_2$ 适当的报警范围（通常为各年龄段正常生命体征值的 ±10%），不能关闭报警声音；心率未得到控制时，报警范围需根据病情设定。注意避免手机等干扰所致的伪差，一有报警立即回应。定时巡视和评估，心率增快时应及时评估病儿，分析心电图变化是否为异常心动过速，及时通知医生予以处理。

（3）加强静脉输液维护：尽量选择大静脉，观察静脉的情况，定期巡视，每班交班，预防迟发型静脉炎的发生，必要时可请麻醉科协助穿刺深静脉留置针。调节静脉输液滴速为20滴/分。

（4）吸氧：给予低流量氧气吸入，加强巡视病房，及时与医生沟通。

（5）饮食：关心病儿胃纳情况，必要时记录病儿的24 h进出量。

（6）并发症观察：胺碘酮（可达龙）可引起肝脏损害，如有肝炎、脂肪浸润、肝脏转氨酶升高，可请消化科会诊，复查肝功能；严格掌握适应证，遵医嘱剂量个体化给药。

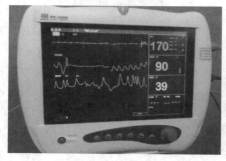
图2-6-13 监护仪

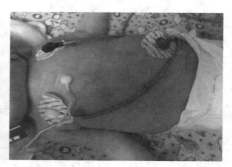
图2-6-14 电极片放置部位

**案例四**

蒋某，女孩，7岁。病儿2岁余有"阿-斯综合征，Ⅱ°房室传导阻滞，病毒性心肌炎"病史。近2年余反复面色苍白、乏力、胸闷，于外院治疗，诊断为病态窦综合征，予安装临时起搏器2次。本次来我院就诊，门诊拟以"窦房结功能不良"收治入院。入院查体：体温36.2℃；脉搏44次/分；呼吸26次/分，氧饱和度99%，右上肢血压110/39 mmHg；听诊心律齐，各瓣膜听诊未闻及杂言；毛细血管充盈时间2s；心脏彩超检查示：左心房、左心室稍大，左心收缩功能正常。医嘱：一级护理；心电监护；卧床休息；注意心率情况、生命体征，发现异常及时处理；完善相关检查，给予营养心肌治疗；行"永久性起搏器安置术"。请分析该病儿主要护理诊断及护理要点。

**分析：**

1. 主要护理诊断　书写规范如下。

● 外周组织灌注无效　与心动过缓，泵血不足有关。

● 躯体活动障碍　与起搏器安置术及术后上肢制动有关。

● 有感染的危险　起搏器安置处伤口有关。

2. 护理要点

（1）脉搏测量：以示、中、无名3指端轻按动脉部位，压力大小以能清楚触到脉搏为宜,常规测量桡动脉。勿用拇指诊脉,因拇指有小动脉搏动,易和病儿的脉搏相混。计时 1 min。

（2）病情监测:病儿出现不适时应及时观察心率变化,予心电监护,观察病儿心率（图 2-6-15）,设置 HR、R、BP、SaO$_2$ 适当的报警范围（通常为各年龄段正常生命体征值的 ±10%）,不能关闭报警声音;心率未得到控制时需根据病情设定报警范围;定时巡视和评估;持续心肺监护时,注意避免手机等干扰所致的伪差,一有报警立即回应。

（3）急救护理:病儿心率过低时应及时干预,观察病儿为清醒或熟睡状态。熟睡时应及时叫醒病儿或督促病儿翻身等活动,观察心率变化。持续心动过缓不能改善,有组织灌注改变时应及时通知医生予药物干预,预防心源性脑缺血综合征。做好各项急救准备 (图 2-6-16),熟知阿-斯综合征发作急救流程。

（4）活动指导:嘱病儿起搏器安置术后平卧 24 h,伤口用沙袋压迫 6 h,右上肢制动 72 h。72 h 后可下床在室内轻度活动,同时指导病儿做上肢及肩关节前后适当运动。加强皮肤护理,防止皮肤破损等情况发生。

（5）促进舒适:指导家长给予双上肢按摩以促进血液循环;与病儿交谈,分散疼痛不适感。

（6）感染预防:术后观察纱布有无渗血,周围皮肤有无红肿;保持伤口处清洁干燥。定时消毒伤口,更换无菌敷料。密切监测病儿体温变化。

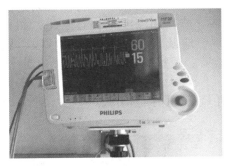

图 2-6-15　监护实时记录

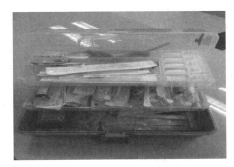

图 2-6-16　急救盒

（张美琴　陈佳洁　顾惠萍　朱宏艳）

## 模块三　呼吸的评估与护理

**案例一**

　　陈某,男,64 岁,初中文化,退休。病人因"确诊舌癌近 1 个月"来院就诊,门诊拟以"舌癌"收治入院。入院后,完善相关检查后行"双侧颈外动脉造影术＋左侧舌动脉造影＋左侧舌动脉栓塞术＋左舌动脉置管术",手术顺利。术后第 3

天病人在走廊散步时突然面色青紫，呼吸困难，意识丧失。即刻予以简易呼吸机辅助通气治疗，心电监测，开放静脉通路，急查血气，行气管插管，心三联、呼二联静脉推注，碳酸氢钠250 ml静脉滴注。为求进一步治疗，拟以"呼吸衰竭，舌癌"转入ICU治疗。医嘱：特级护理；告病危；气管插管辅助通气；鼻饲流质饮食，留置胃管；深静脉置管；留置导尿；予改善通气，维持酸碱平衡及纠正电解质紊乱，低温脑保护治疗。经过治疗后，病人自主呼吸恢复，现予脱机训练，气管插管内射流给氧4 L/min。请分析该病人主要护理诊断及护理要点。

分析：

1. 主要护理诊断　书写规范如下。

● 低效性呼吸形态　与舌癌术后喉头水肿使气道阻力增加，不能维持自主呼吸有关。

● 意识障碍　与气道阻塞致脑组织缺氧和$CO_2$有关。

● 体温过高　与脑组织损伤有关。

2. 护理要点

（1）插管护理：病人气管插管，呼吸机辅助呼吸时监测呼吸的频率、节律和深度，观察是否有自主呼吸，有无人-机对抗（图2-6-17）。气管插管内射流给氧（图2-6-18）。脱机训练时注意观察呼吸频率、节律和深度是否有变化，如有呼吸急促、大汗、氧饱和度下降等低氧情况出现，应及时予呼吸机辅助呼吸。同时观察心率、血压、氧饱和度及动脉血气分析结果。观察病人的神志、瞳孔变化情况，监测尿量、体温变化。

（2）降温：使用冰帽、降温毯，降低脑耗氧量，保护脑组织。

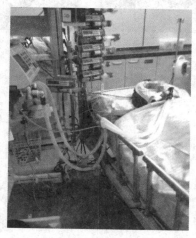

图2-6-17　气管插管接呼吸机辅助通气

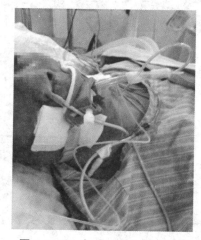

图2-6-18　气管插管内射流给氧

**案例二**

　　张某，女，20岁，大学本科，在校学生。病人于2d前无明显诱因下出现癫痫发作1次。发作时意识丧失，四肢抽搐，持续约1h，送医院急诊救治。急诊拟以"癫痫"收治入院。入院后再次癫痫发作呈持续状态。医嘱：神经外科护理常规；一级护理；NS 50ml+地西泮（安定）60mg由推注泵2ml/h维持。请分析该病人主要护理诊断及护理要点。

**分析：**

　　1. 主要护理诊断　书写规范如下。

● 知识缺乏　与缺乏疾病相关知识有关。

● 清理呼吸道无效　与喉头痉挛有关。

● 气体交换障碍　与癫痫发作时间长有关。

● 有受伤的危险　与癫痫发作有关。

　　2. 护理要点

　　（1）认真解释和宣教：提高病人和家属对该疾病的认识，增强康复信心。

　　（2）注意观察癫痫发作前的先兆：若出现症状，立即采取安全保护措施，使病人平卧，减少声、光刺激，床旁备开口器、压舌板并有专人陪护，适当约束，预防坠床。

　　（3）抽搐时护理：病人抽搐时，应先解开领扣，以防止呼吸道压迫；使用舌钳防止舌后坠阻塞呼吸道；平卧时将头偏向一侧，清除口鼻腔分泌物，保持呼吸道通畅，必要时使用负压吸引器吸痰以防窒息（图2-6-19）。不可用力压迫抽搐肢体，防止发生四肢或脊柱的骨折、脱位。

　　（4）心电监护（图2-6-20）：密切观察病人的呼吸的频率是否过快或过缓，有无呼吸困难，是否出现蝉鸣样呼吸音，并注意氧饱和度情况，面色、口唇有无发绀。

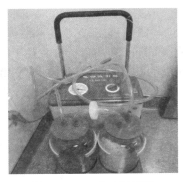

图2-6-19　电动吸引器

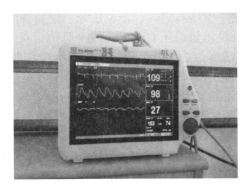

图2-6-20　心电监护

（王园园　陈黎芸）

## 模块四 血压的评估与护理

**案例一**

严某，女，28岁，大专文化，自由职业。病人主诉反复感冒半年不愈，逐步出现无明显诱因下的反复胸闷、气促2周伴夜间不能平卧，下肢水肿3d入院。经一系列检查，诊断为扩张性心肌病。查体：神志清，体乏，胃纳欠佳，两肺呼吸音清；心率98次/分，窦性伴左心室高电压；血压86/55mmHg；X线片示：心影扩大似球形，心胸比例68%；心超示：左心室扩大。医嘱：强心、利尿、扩血管等。请分析该病人主要护理诊断及护理要点。

**分析：**

1. **主要护理诊断** 书写规范如下。

● **预感性悲哀** 与突发疾病及发病进展快有关。

● **心输出量减少** 与心肌收缩力下降有关。

● **活动无耐力** 与心肌缺血、缺氧有关。

● **体液过多** 与心力衰竭有关。

● **有受伤的危险** 与低血压有关。

2. **护理要点**

（1）活动与休息指导：嘱咐病人以卧床休息为主，改变体位时动作需缓慢，避免直立性低血压造成受伤、猝死等危险。予以低流量吸氧改善心肌缺氧。

（2）持续血压监测（图2-6-21）：

1）测量血压需定时、定血压计、定测量体位、定测量部位。

2）卧位测量血压要求病人取平卧位，双手放于两侧，肘部置于与心脏同一水平。将袖带紧贴缚在被测者上臂，袖带下缘应在肘弯上2.5cm。听诊器胸件置于肘窝肱动脉处，勿置于袖带下。测量时气囊内压力应达到桡动脉搏动消失并再升高30mmHg，然后以恒定速率4mmHg/s匀速放气。心率较慢时放气速率也较慢，获取舒张压读数后快速放气至零。

3）气压表式血压计需要6个月与水银柱式血压计校准1次（图2-6-22）。

（3）饮食护理：嘱病人饮食易清淡，控制盐分的摄入，少量多餐，适当增加粗纤维食物，保持大便通畅。

（4）补液：合理安排补液顺序，控制滴速，准确记录出入量。

（5）心理支持：介绍成功病例，增加病人战胜疾病的信心。

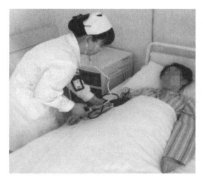
图 2-6-21　卧位测血压

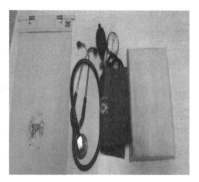
图 2-6-22　气压表式血压计

**案例二**

　　李某，女，37 岁，大学本科，会计。病人 3 年前体检时发现血压偏高，收缩压 150 mmHg、舒张压 95 mmHg，无明显自觉症状，偶感劳累后头疼，无头晕、乏力、失眠、多梦等症状。3 年来一直坚持药物治疗，血压控制平稳。病人体态肥胖，不喜欢活动，经常在外就餐，抽烟饮酒。自发病以来未接受过正规的饮食指导，近 1 周来因连续加夜班，导致头疼加重来院就诊，诊断为高血压 1 级。医嘱：心内科护理常规；二级护理；血压监护；扩血管药物使用；低盐饮食。请分析该病人主要护理诊断及护理要点。

分析：

1. 主要护理诊断　书写规范如下。
● 疼痛　头痛与血压升高有关。
● 营养失调：高于机体需要量　与暴饮暴食有关。
● 有受伤的危险　与血压升高导致头晕、头痛或突发低血压有关。

2. 护理要点

（1）卧床休息：减少引起或加重头痛的因素，为病人提供安静的环境，睡眠时间减少打扰，头痛时嘱卧床休息，床头抬高，改变体位时动作要慢。

（2）定时监测血压并且做好记录：

1）测量血压要求定时，定血压计，定测量体位，定测量部位。

2）备齐测量血压用物（图 2-6-23），在安静的环境中进行测量。注意袖带的宽窄符合标准，勿用儿童血压计袖带测量成人血压，以免造成假性高血压。

3）病人取坐位时宜坐靠背椅，肘部置于与心脏同一水平。将袖带紧贴缚在病人右上臂，袖带下缘应在肘弯上 2.5 cm（图 2-6-24）。测量时气囊内压力应达到桡动脉搏动消失并再升高 30 mmHg，然后以恒定速率 4 mmHg/s 匀速缓慢放气。获取舒张压读数后快速放气至零。

（3）用药护理：根据医嘱医嘱及时准确使用降压药物，告知病人服药后最初几小时内避免长时间站立。如发生低血压立即抬高下肢平卧，并且通知医生进行处理。告知病人强调长期药物治疗的重要性，嘱咐病人应定时定量服药，不可擅自减药或者停药。

（4）饮食护理：应选用低盐、低热量、低脂、低胆固醇的清淡、易消化饮食。鼓励病人多食水果、蔬菜，戒烟，控制饮酒、咖啡、浓茶等刺激性饮料。对服用排钾利尿剂的病人应注意补充含钾高的食物，如蘑菇、香蕉、橘子等。肥胖者应限制热量摄入，将体重控制在理想范围之内。

（5）休息与活动指导：告知病人保证合理的休息及睡眠，避免劳累；提倡适当的体育活动，如骑自行车、跑步、做体操及打太极拳等。但需注意劳逸结合，避免时间过长的剧烈活动。切忌用力排便，以防血压骤升。

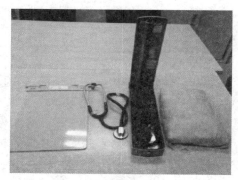

图 2-6-23　测量血压用物

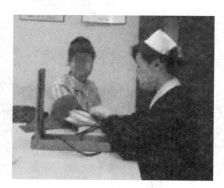

图 2-6-24　坐位测血压

## 案例三

张某，女，39岁，高中文化，公司职员。病人 G5P0，孕 35+1 周，主诉头晕、头痛，测体温 37.0℃，脉搏 100 次 / 分，血压 183/112 mmHg；心肺检查无异常；宫高位于脐下两横指，无宫缩，胎心、胎动佳；水肿（+++），尿蛋白（+++），无阴道流血、流液。门诊拟以"G5P0，孕 32+1 周，妊娠期高血压，子痫前期重度"收治入院。入院后给予硫酸镁解痉治疗并终止妊娠，急症行"剖宫产术"，顺利分娩一女婴，2 600 g，Apgar 评分：10 分。术后医嘱：连续心电监护；记 24 h 出入量；呋塞米（速尿）利尿治疗；硫酸镁解痉治疗。术后 2h 产妇血压 170/110 mmHg，医嘱：母婴分离；盐酸拉贝洛尔（柳胺苄心安）降压治疗。请分析该病人主要护理诊断及护理要点。

**分析：**

1. 主要护理诊断　书写规范如下。

● 有受伤的可能　与子痫发生有关。

● 有药物中毒的危险　与使用解痉降压药物有关。

● 潜在并发症：心力衰竭。

● 知识缺乏：缺少妊娠期高血压疾病相关知识。

2. 护理要点

（1）用药护理：

1）硫酸镁：使用过程中需注意检查病人的膝反射，注意产妇的呼吸及尿量变化，准确记录 24 h 出入量，密切监测产妇血压（图 2-6-25）。

2）盐酸拉贝洛尔：该药物降压效果明显，但可造成一过性血液灌流不足，使用时需密切注意血压变化，避免血压骤降。

（2）做好抢救准备：为产妇安排单间、暗室，避免声光刺激。产后 24~48 h 需严密监护，加强巡视。备好子痫抢救用品（图 2-6-26）。

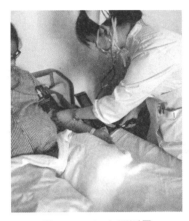

图 2-6-25　血压测量

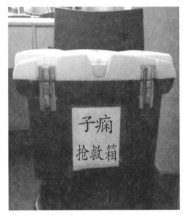

图 2-6-26　子痫抢救用物

（陈佳洁　张美琴　朱宏艳）

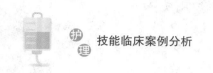

# 项目七 | 饮食与营养护理

## 模块一  营养与健康指导

### 案例一

宋某，男，58岁，高中文化，职员。病人反复心慌、多汗6年，伴双眼胀痛，外院确诊为甲状腺功能亢进，予甲巯咪唑（他巴唑）口服，症状加重，伴有多食体重下降，夜间睡眠差，维持半年后停药。入院前3年上述症状反复发作，门诊查甲状腺功能异常，拟以"甲状腺功能亢进"收治入院。医嘱：二级护理；普萘洛尔（心得安）口服；拟行放射性核素（同位素）治疗。请分析该病人主要护理诊断及护理要点。

**分析：**

1. **主要护理诊断**  书写规范如下。
- **营养失调：低于机体需要量**  与基础代谢率增高导致代谢需求大于摄入有关。
- **焦虑**  与担心同位素治疗预后有关。
- **个人应对无效**  与甲状腺功能亢进所致性格与情绪改变有关。

2. **护理要点**

（1）**营养指导**（图2-7-1）：告知病人和家属合理膳食的重要性，指导选择食物，宜给予高热量、高蛋白、高维生素饮食。腹泻者，限制含纤维高的食物。避免进食刺激性的食物与饮料，忌饮酒、咖啡、浓茶。不吃含碘多的食物，少量多餐。宜选择低钙食物，如鸡、鸭、萝卜、马铃薯。由于血钙过高致大量钙由尿排出，病人常诉多尿、口渴，鼓励病人多饮水，每日>3 000 ml，鼓励多喝橘汁、梅汁等酸性饮料，预防血钙增高、肾结石。

（2）**用药护理**：嘱病人嘱按剂量和疗程服药，不可随意减量或停药。每天清晨卧床时自测脉搏，定期测量体重，增加体重是治疗有效的标志。若出现高热、恶心、呕吐、不明原因腹泻、突眼加重等，应及时就诊。

（3）**眼部护理**：采取保护措施，预防眼睛受到刺激或伤害。经常以滴眼剂湿润眼睛，避免过度干燥。

（4）**健康宣教**：利用健康教育资料栏里的宣教手册（图2-7-2），指导病人休息与活动，保持情绪的稳定。

3. **心理指导**  疏导病人焦虑情绪，向病人介绍疾病相关知识、$^{131}$I 同位素治疗方法及注意事项，减轻病人的精神负担。

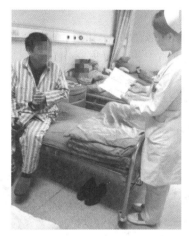
图 2-7-1　饮食与营养宣教

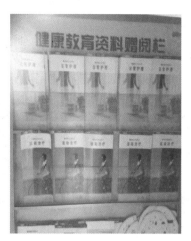
图 2-7-2　健康教育资料赠阅栏

**案例二**

　　刘某，男，78岁，小学文化，工人退休。病人于1年前因"乏力、纳差、恶心、呕吐、头晕、头痛"来院检查。垂体磁共振成像（MRI）检查提示：垂体微腺瘤，查皮质醇水平低下。近4个月，病人在无明显诱因下出现阵发性头晕、不适，时有视物旋转，无耳鸣。近1个月时有头痛，以右侧头顶部血管搏动样疼痛为主，伴乏力等不适。门诊拟以"垂体前叶功能减退，垂体微腺瘤"收治入院。病人紧张，对病情不了解。医嘱：内科护理常规；二级护理；低脂、优质蛋白质饮食。治疗原则为补充糖皮质激素及甲状腺激素、改善循环、营养脑细胞、完善辅助检查。请分析该病人主要护理诊断及护理要点。

**分析：**

1. 主要护理诊断　书写规范如下。

● 活动无耐力　与肾上腺皮质、甲状腺功能减退有关。

● 便秘　与甲状腺功能减退有关。

● 潜在并发症：垂体危象、低血糖、垂体卒中。

● 体温过低　与继发性甲状腺功能减退有关。

2. 护理要点

　　（1）饮食与营养指导：可采取病区集体营养指导（图2-7-3）和单独病人营养宣教（图2-7-4）两种方式进行。告知病人加强营养，进食高热量、高蛋白质、高维生素、高纤维、易消化的饮食，增加机体抵抗力；告知病人进餐时不宜过饱，宜少食多餐、定时进餐，必要时监测血糖，预防低血糖的发生。

（2）康复期指导：指导病人适当运动，但要注意安全、避免劳累，保证有充足的休息和睡眠；为病人提供安全的住院环境，病情严重者留家属陪伴，并告知相关注意事项，经常巡视病房。

（3）观察：观察病人神志、体重、睡眠、排便及活动状况；有无头痛、视野变化、视力变化。注意保暖，防止烫伤。保持皮肤清洁卫生，避免受伤。

（4）用药护理：遵医嘱正确使用激素类药物，治疗过程中应先补充糖皮质激素，然后再补充甲状腺激素，以免诱发肾上腺危象。发生感染或其他应急状态时及时就诊，在医生指导下调整用药。

（5）健康教育：告知病人避免诱发危象的因素，如避免感染、劳累、情绪激动，要注意防寒保暖等。

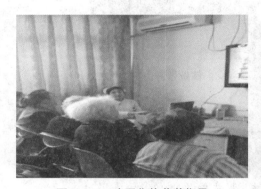

图 2-7-3　病区集体营养指导

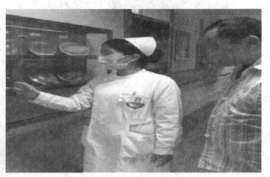

图 2-7-4　单独病人营养宣教

**案例三**

　　张某，男，57 岁，初中文化，汽车驾驶员。病人于 3 个月前自觉口渴、多饮、多尿，每日饮水量 4 000 ml，无饥饿感。体检：体温 36.3℃，脉搏 82 次／分，呼吸 21 次／分，血压 120/80 mmHg，皮肤弹性差；尿糖阳性，空腹血糖 8.1 mmol/L，糖耐量试验餐后 2 h 血糖 11.3 mmol/L，拟以"2 型糖尿病"收治入院。医嘱：内科护理常规；二级护理；糖尿病饮食；药物胰岛素对症治疗；饮食控制。请分析该病人主要护理诊断及护理要点。

**分析：**

1. 主要护理诊断　书写规范如下。

● 营养失调：高于机体需要量　与热量摄入过多和应对无效有关。

● 有感染的危险。

● 潜在并发症：低血糖、酮症酸中毒。

2. 护理要点

（1）营养与健康指导：控制饮食总热量，参照理想体重和活动强度计算每日所需总热量，制定合理的饮食计划。定时定量，少量多餐。均衡安排各种营养成分，注意饮食卫生，多饮水。

（2）运动指导：告知病人体育锻炼在治疗中的意义，掌握体育锻炼的具体方法、副作用和注意事项。外出时携带甜食和病情卡片以应急需。

（3）用药护理：指导病人正确佩戴和使用胰岛素泵（图2-7-5），告知药物常见不良反应，如发生低血糖，及时告知处理和预防的措施；鼓励病人学会注射胰岛素（图2-7-6），学会自我监测血糖、生活规律、注意个人卫生。

（4）随访宣教：及时了解病情控制情况，调整用药剂量，防治慢性并发症。

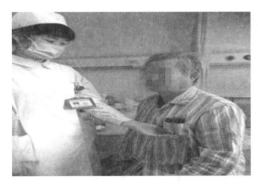

图 2-7-5　佩戴胰岛素泵

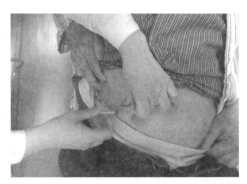

图 2-7-6　注射胰岛素

**案例四**

吴某，女，50岁，小学文化，自由职业。病人因8年前无明显诱因下出现口干、多饮、多尿、多食，于当地医院就诊，查空腹血糖10 mmol/L，餐后血糖18 mmol/L，予二甲双胍对症治疗。近半月来，发现血糖控制不佳，空腹血糖15~16 mmol/L，餐后血糖20 mmol/L，并出现双下肢抽搐、麻木，右手麻木，偶有视物模糊，双下肢轻度水肿。门诊拟以"2型糖尿病，酮症酸中毒"收治入院。查体：血压118/78 mmHg，身高162 cm，体重101 kg，体质指数（BMI）38.5 kg/m²。医嘱：内科护理常规；二级护理；少盐、少油、糖尿病饮食；小剂量胰岛素持续滴注，血、尿酮体转阴后停止小剂量胰岛素治疗，改为口服及皮下注射。请分析该病人的主要护理诊断及护理要点。

**分析：**

1. 主要护理诊断　书写规范如下。

● 营养失调：高于机体需要量　与热量摄入过多，胰岛素分泌和作用缺陷引起糖、蛋白质、脂肪代谢紊乱有关。

● 知识缺乏：缺乏糖尿病疾病相关知识。

● 健康维护能力改变　与个人应对能力失调有关。

● 潜在并发症:酮症酸中毒、感染、低血糖等。

2. 护理要点

（1）饮食护理:嘱病人控制总热量，合理控制碳水化合物（糖类）、脂肪、蛋白质的比例。少量多餐，定时定量，搭配均匀。告知病人禁酒，忌食糖类及其制品。选择含不饱和脂肪酸的植物油，少食胆固醇含量高的食物，增加食物纤维含量。

（2）活动指导:根据年龄、体力、病情及有无并发症，指导病人进行长期有规律的体育锻炼，以采取有氧运动为宜。

（3）用药护理:

1）按时按剂量服药。注意观察药物的不良反应。

2）胰岛素注射的护理（图2-7-7）:注意注射部位的轮换，避免产生皮下硬结及脂肪增生;注射后及时进餐，定时监测血糖（图2-7-8）。

（4）做好糖尿病相关知识指导，使病人了解自身疾病，积极配合医生治疗。

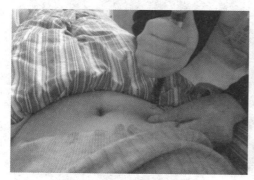

图2-7-7　使用胰岛素笔注射

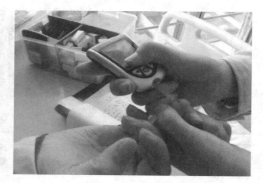

图2-7-8　血糖监测

（徐晓燕　贾　云）

## 模块二　医 院 饮 食

### 案例一

　　王某，女，38岁，初中文化，出租车驾驶员。病人有吸烟史，每天1包，进餐无固定时间，且嗜好辛辣饮食。病人主诉近1个月进餐1h后常出现中、上腹烧灼样疼痛，口服铝碳酸镁（达喜）咀嚼片、饮热水后症状缓解，伴嗳气、腹胀、反酸、食欲缺乏。近2d中、上腹部疼痛加剧，自行服药后症状无缓解，于门诊就诊，行胃镜检查示:胃角多发溃疡，最大溃疡直径为15mm，拟以"胃角多发溃疡"收治入院。医嘱:内科护理常规;二级护理;半流质饮食;抑酸护胃对症治疗。请分析该病人主要护理诊断及护理要点。

🗓 分析：

1. 主要护理诊断　书写规范如下。

● 疼痛　腹痛与胃酸刺激溃疡面，引起化学性炎症反应有关。

● 营养失调：低于机体需要量　与疼痛致摄入量减少、食欲缺乏有关。

● 知识缺乏：缺乏有关消化性溃疡病因及预防保健知识。

● 潜在并发症：出血、穿孔、幽门梗阻、癌变。

2. 护理要点

（1）疼痛护理：观察病人疼痛的规律和特点，嘱进餐前按医嘱服用制酸剂或采用局部热敷的方法缓解疼痛。

（2）饮食护理：选择营养丰富、易消化的半流质饮食（图2-7-9），以面食为主，嘱病人少量多餐，有规律地定时进餐，细嚼慢咽，避免食用刺激性强的食物和过烫、过冷食物。在病人床头牌标注饮食类型（图2-7-10），指导家属选择合适的饮食。

（3）健康教育：向病人及家属讲解引起和加重消化性溃疡的相关原因和机制，指导其减少或去除诱发和加重溃疡的因素。告知病人戒烟。鼓励病人保持乐观情绪，规律生活，避免劳累。

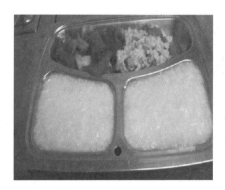

图2-7-9　半流质饮食

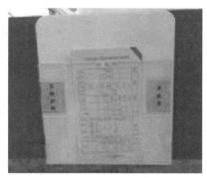

图2-7-10　床头半流质饮食标志

**案例二**

张某，男，66岁，初中文化，退休工人。病人于8个月前无明显诱因下出现右侧面部反复抽搐，主要位于右眼内眦附近。每次持续1~2min，每天发作10余次，夜间为重，常因抽搐从睡梦中惊醒。头颅MRI检查示：右面神经血管压迫。曾服卡马西平治疗，开始药物效果尚可，后疗效不佳再次就诊。门诊拟以"右侧面肌痉挛"收治入院，拟行手术治疗。医嘱：神经外科护理常规；二级护理；普食。请分析该病人主要护理诊断及护理要点。

**分析：**

1. 主要护理诊断　书写规范如下。

● 自我形象紊乱　与面部抽搐有关。

● 睡眠形态紊乱　与夜间面部抽搐加重有关。

● 焦虑　与担心疾病、手术的预后有关。

2. 护理要点

（1）解释：向病人详细解释手术目的、方法、效果及注意事项，帮助其解除病人的心理顾虑，帮助其增强对手术治疗的信心，正确认识和接受手术。经常表扬和鼓励病人，促进病人适应。

（2）提供有助于休息和睡眠的环境：保持周围环境安静，避免大声喧哗；关闭门窗，拉合床帘；病室内温度、湿度适宜，被褥厚度适宜；尽量不开床头灯，可使用壁灯。

（3）饮食指导（图 2-7-11）：嘱病人少食或不食糯米等黏腻碍胃、性偏热、油腻厚味的食物及温热性水果，以及十全大补汤等湿热、壮阳类菜肴；忌食辛辣刺激性的食物，如葱、蒜、辣椒等；忌烟酒、浓茶、咖啡、无鳞鱼；限制糖类摄入，特别是白糖；生冷、坚果类尽量少食。指导并协助病人从健侧进食（图 2-7-12）。

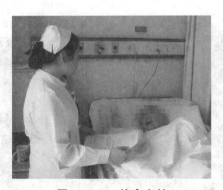
图 2-7-11　饮食宣教

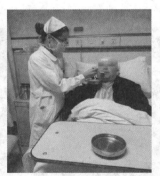
图 2-7-12　协助进食

**案例三**

夏某，女，60 岁，初中文化，退休工人。病人因反复胸闷、气促 3 年，伴双下肢水肿严重入院，诊断为心力衰竭。医嘱：心内科护理常规；二级护理；强心、利尿、扩血管治疗；低盐饮食。请分析该病人的主要护理诊断及护理要点。

**分析：**

1. 主要护理诊断　书写规范如下。

● 营养失调：高于机体需要量　与体内水、钠潴留有关。

● 排尿异常　与心力衰竭有关。

● 体液过多　与心力衰竭水钠潴留有关。

●有皮肤完整性受损的危险　与水肿有关。

2. 护理要点

（1）饮食护理:床头牌处做好饮食标记（图2-7-13）;嘱病人及家属除食物内自然存在的氯化钠之外，每日食用食盐不超过2g（图2-7-14），食用酱油不超过10ml。鼓励病人选择高蛋白、高维生素、高热量、清淡、易消化的食物，如蔬菜、瘦肉、豆制品、鱼类，少食煎炸、脂肪和胆固醇含量高的食物。告知饮食不易过饱，忌暴饮暴食，少饮咖啡和浓茶。

（2）每日严格记录出入量:入量包括食物、饮水量、水果、蔬菜;出量包括24h尿量、大便量、呕吐量、胸腔积液及腹水抽出量。

（3）压疮预防:保持病衣裤及床单位清洁干燥，给予舒适卧位;做好皮肤护理，协助翻身，预防压疮发生。

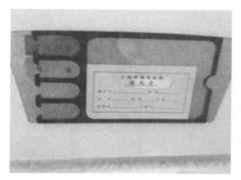

图2-7-13　床头低盐饮食标签

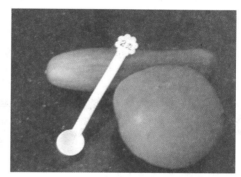

图2-7-14　控盐勺

**案例四**

张某，女，50岁，大学文化，小学教师。病人于2d前晚餐饱餐后出现右上腹部阵发性绞痛，伴恶心、胆囊肿大，右上腹有压痛，白细胞计数 $2.1 \times 10^9/L$，门诊拟以"急性胆囊炎可能,胆石症,拟行胆囊造影"收治入院。医嘱:内科护理常规;二级护理;行胆囊造影;左氧氟沙星（可乐必妥）、甲硝唑、加贝酯、丹参静脉滴注。请分析该病人主要护理诊断及护理要点。

分析:

1. 主要护理诊断　书写规范如下。

●疼痛　与结石嵌顿、胆汁排空受阻或胆囊继发感染有关。

●有体液不足的危险　与进食减少有关。

●焦虑　与反复腹痛不易缓解有关。

●潜在并发症:胆囊穿孔。

2. 护理要点

（1）胆囊造影饮食指导:

1）造影前 1 d 午餐进高脂肪饮食（图 2-7-15），以刺激胆囊收缩和排空，有助于显影剂进入胆囊；晚餐进无脂肪、低蛋白、高碳水化合物（糖类）的清淡饮食；晚 8:00 口服造影剂后，禁食、禁水、禁烟至次日上午。

2）检查日不吃早餐，第 1 次摄 X 线片后，如胆囊显影良好，可进高脂肪餐（如油煎荷包蛋 2 只或含 40% 脂肪的奶油巧克力 40 g，含脂肪量为 25~50 g），30 min 后第 2 次摄 X 线片观察。

（2）病情观察：观察并记录病人腹痛的部位、性质、程度、发作的时间、频率及持续时间；若出现寒战、高热、腹痛加重、腹痛范围扩大等，及时通知医生处理。动态观察液体平衡状态：准确记录 24 h 出入量，补充水分和电解质，以满足病人的生理需要量，并监测血生化指标的变化。

（3）疼痛护理：运用疼痛程度数字评估量表（图 2-7-16）观察非药物性和药物止痛效果。积极采取非药物性缓解疼痛的方法，如指导式想象、深呼吸、冥想、音乐疗法、局部热疗法等。安抚病人，减轻病人焦虑、紧张情绪。

（4）生活护理：嘱病人卧床休息，协助取舒适体位；加强巡视，随时了解和满足病人需求；尽量安排护理操作集中进行。

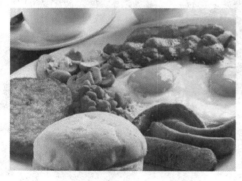

图 2-7-15　高脂肪饮食

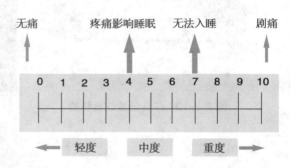

图 2-7-16　疼痛程度数字评估量表

（鞠　莹　陈黎芸　贾　云　陈佳洁　徐婷婷）

## 模块三　特殊饮食护理

### 案例一

王某，男，81 岁，高中文化，退休工人。病人 2 周前无明显诱因下出现右侧肢体偏瘫、失语、吞咽困难。行头颅 CT 检查示：基底节梗死，左额叶梗死。予活血化瘀、营养支持治疗。医嘱：内科护理常规；二级护理；鼻饲饮食；予肠内营养混悬液（能全力）500 ml/d，果汁 200 ml/d。请分析该病人主要护理诊断及护理要点。

**分析：**

1. 主要护理诊断　书写规范如下。
- 营养失调：低于机体需要量　与不能正常进食有关。
- 潜在并发症：坠积性肺炎。
- 有窒息的危险。
- 有关节功能障碍的危险。

2. 护理要点

（1）鼻饲护理：

1）鼻饲病人予抬高床头（图 2-7-17）。鼻饲液每次给予量不大于 200 ml，循序渐进；温度适宜，每次鼻饲间隔 2h 以上。也可以运用鼻饲泵匀速给予，速度为每小时 50~150 ml。冬天需使用加热器。

2）确保鼻饲管在胃内再行鼻饲。避免误吸。判断胃管在胃内的 3 种方法：①用注射器抽吸，见胃内容物（图 2-7-18）；②向胃管内注入 10 ml 空气，用听诊器放在左上腹部听到气过水声；③将胃管末端置于盛水的治疗碗内，无气泡逸出。

3）一旦病人发生误吸、窒息或有恶心、呕吐症状，立即停止鼻饲，清除口鼻腔异物，保持呼吸道通畅，鼻饲管接负压引流袋。配合医生积极抢救，准确记录。

（2）功能锻炼：协助病人进行偏瘫肢体被动功能锻炼，保持各关节置于功能位。

（3）皮肤护理：每 2 h 翻身、拍背，以软枕衬垫骨隆突处，保持皮肤清洁、干燥，预防压疮。

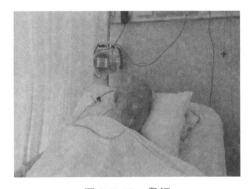

图 2-7-17　鼻饲

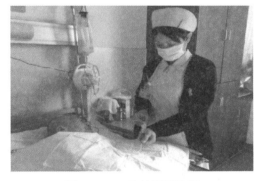

图 2-7-18　确认胃管位置

**案例二**

蒋某，男，88 岁，中学文化，离休干部。病人于 2 周前无明显诱因下出现肢体偏瘫，吞咽困难。测血压 170/80 mmHg；CT 检查示：基底节出血，破入脑室，30 ml 左右。予止血、营养支持，防止并发症治疗。医嘱：内科护理常规；一级护理；鼻饲饮食；肠内营养混悬液（能全力）500 ml/d。请分析该病人主要护理诊断及护理要点。

分析：

1. 主要护理诊断 书写规范如下。

- 营养失调：低于机体需要量 与病人不能正常进食有关。
- 潜在并发症：上消化道出血，与应激性消化道溃疡有关。
- 有窒息的危险。
- 营养知识缺乏：缺乏鼻饲营养知识。

2. 护理要点

（1）鼻饲饮食护理：予半卧位，抬高床头。确认鼻饲管在胃内后再行鼻饲，避免误吸。鼻饲液每次给予量不大于 200 ml，鼻饲量由少至多逐渐增加；温度适宜，每次鼻饲间隔 2 h 以上。也可运用鼻饲泵匀速注入（图 2-7-19）。冬天使用加热器（图 2-7-20）。若病人有恶心、呕吐症状，立即停止鼻饲。

（2）窒息的抢救：病人一旦发生窒息，立即清除口鼻腔异物，将鼻饲管接负压引流袋，保持呼吸道通畅。开放静脉通路，积极配合医生抢救。

（3）生命体征监测：密切观察病人的瞳孔、神志、血压等；积极配合医生控制病人血压在正常范围，注意病人有无呕血、黑便等消化道出血症状。

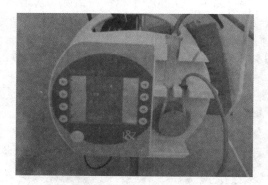

图 2-7-19　肠内营养泵

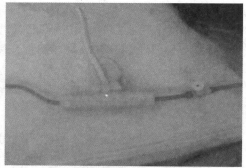

图 2-7-20　鼻饲液加热器

## 案例三

王某，女，49 岁，大学本科，在职干部。病人于半年前无明显诱因下出现胃部饱胀、不适，伴隐痛，明显消瘦。电子胃镜检查示：胃大弯处腺癌。行胃大部切除术，同时置空肠营养管。医嘱：内科护理常规；一级护理；要素饮食。请分析该病人主要护理诊断及护理要点。

分析：

1. 主要护理诊断 书写规范如下。

- 营养失调：低于机体需要量 与病人不能正常进食有关。
- 知识缺乏：缺乏要素营养知识。
- 潜在并发症：压疮、坠积性肺炎。

2. 护理要点

（1）要素饮食护理：

1）灌注方法：用50 ml推杆式注射器抽取备好的要素饮食（图2-7-21），缓慢注入造瘘管（图2-7-22），起初每隔1 h灌注1次，每次50 ml，如无不适可逐渐增加至200 ml，每隔2 h灌注1次，24 h总量达3 000 ml左右为宜。

2）要素饮食灌注的温度以41~42℃为宜，过高易烫伤肠黏膜，过低易刺激肠蠕动而致腹泻。

3）注意每次灌注前后均需用温开水20~30 ml冲洗管腔，保持管道清洁通畅；灌注后需将造瘘管远端夹紧并用无菌纱布包裹，妥善固定以防滑脱。造瘘管周围每日应予清洁消毒，更换敷料1次。

4）注意食具卫生，灌注液应新鲜配制以免久置变质导致肠炎、腹泻。配置好的溶液存放于4℃以下的冰箱内，24 h内用完，以防放置时间过长而变质。

（2）观察反应：观察病人有无腹痛、腹胀、腹泻症状，若出现即可能提示吻合口感染，导致吻合口瘘发生。

（3）心理支持：运用护患沟通技巧，重视非语言交流，同情并理解病人的痛苦，认真倾听病人主诉，满足其合理要求，从生活上多给予关心照顾。

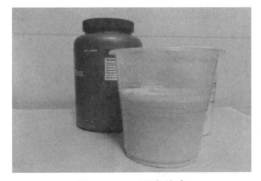

图2-7-21　**要素饮食**

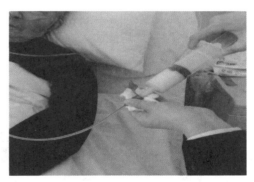

图2-7-22　**要素饮食灌注**

### 案例四

孙某，男婴，6个月。病儿于入院前3d无明显诱因下出现咳嗽，为连声咳，伴喘息，喉中痰鸣，自服止咳消炎药（具体不详），未见好转。昨起出现发热，体温最高达到38℃，自服美林退热，咳喘较前明显加重，精神萎软，面色苍白，喘憋、气急，未见明显口周发绀；无寒战、抽搐、呕吐、腹泻、出血性皮疹。遂来我院就诊，拟以"喘息型支气管肺炎"收治入院。医嘱：PICU常规护理；特级护理；告病危；鼻导管吸氧；雾化氧喷、吸痰；鼻饲牛奶；抗感染、平喘、祛痰、营养心肌。请分析病儿主要护理诊断及护理要点。

**分析：**

1. 主要护理诊断　书写规范如下。

● 气体交换受损　与气道内痰液积聚、肺部感染有关。

● 体温过高　与肺部感染有关。

● 营养失调：低于机体需要量　与病儿摄入不足有关。

● 潜在并发症：窒息。

2. 护理要点

（1）呼吸道管理：

1）解除呼吸困难：评估病儿的呼吸、心率、面色、血压和血气分析情况，及时汇报并记录，出现呼吸衰竭时协助医生给予机械通气。

2）保持呼吸道通畅：保持病室内温湿度适宜，帮助病儿翻身、拍背，必要时给予吸痰；遵医嘱补液并给病儿多喂水，以保证摄入足够的水分，降低呼吸道分泌物的黏稠度。

（2）鼻饲喂养：遵医嘱予以全奶 90 ml，q3h 喂养。喂养前先将牛奶加热（图 2-7-23），后滴在上肢前臂内侧试温，控制鼻饲温液温度为 38~40℃。喂奶前先回抽胃液，确定胃管处于胃内后让牛奶自然引流到胃内（图 2-7-24）。每次喂养前后以少量温开水冲洗胃管，以免堵塞。胃管需每周更换 1 次。

（3）健康宣教：向家长讲解疾病的有关知识及护理要点，指导家长合理喂养，增加病儿营养，增强抗病能力等。

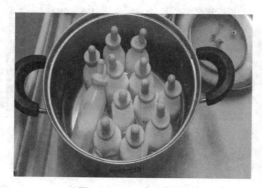

图 2-7-23　**牛奶加热**

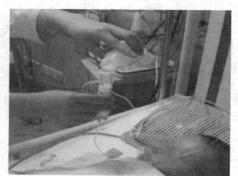

图 2-7-24　**鼻饲喂养**

**案例五**

张某，女性，57 岁，退休职工。病人上腹部腹胀不适半年余，3d 前腹胀症状加重，伴黑便。外院胃镜检查示：胃窦黏膜充血，前壁、小弯侧、后壁见不规则新生物，后壁见腐苔附着，活检质硬，易出血。初步诊断为胃癌，为进一步治疗收治入院。入院后在全麻下行"胃癌根治术（Billroth Ⅱ 式）＋肝十二指肠韧带淋巴结清扫术"。术后予腹腔引流管、空肠营养管、右侧深静脉导管、留置导尿管。医嘱：外科术后护理常规；一级护理；抗感染、抑酸、止血及静脉营养支持治疗。请分析该病人主要护理诊断及护理要点。

🔍 分析:

1. 主要护理诊断　书写规范如下。

● 营养失调:低于机体需要量　与病人长期食欲缺乏、消化吸收不良、癌肿消耗有关。

● 舒适的改变　与引流管放置、切口疼痛有关。

● 潜在并发症:出血、感染吻合口瘘、消化道梗阻、倾倒综合征。

● 焦虑　与病人对癌症的恐惧、担心治疗效果和预后有关。

2. 护理要点

（1）静脉营养支持治疗的护理（图 2-7-25）:

1）静脉输液前常规消毒肝素帽,接生理盐水注射器,抽回血,见回血后方可进行静脉营养支持治疗。深静脉处敷贴清洁、平整、干燥,固定妥善（图 2-7-26）,每周更换贴膜。

2）因营养液含糖量较高,开始滴速宜慢,为 40~60 ml/h,逐渐加快速度。一般在几小时或 1 d 内达到目标速率,防止发生高血糖。次日滴速调为 80 ml/h,第 3 天可调至 100 ml/h。

3）静脉输注过程中护士应加强巡视,密切观察病人有无发热、恶心、呕吐、腹痛、腹泻等症状。一旦出现腹痛、腹泻、体温升高等症状,即可调慢滴速,或遵医嘱暂停3L 袋营养治疗。

4）营养液应现配现用;若配制好后暂时不用,应储存在 40℃冷藏室内,滴注前30~60 min 取出置于常温下复温后再用。

（2）导管护理:腹腔引流管、营养管接负压引流袋,每天更换,准确记录引流液的色、质、量。留置导尿管接精密集尿袋,每周更换。会阴护理 bid,准确记录尿量。各类导管需标志清晰,固定稳妥,引流通畅。操作过程中严格无菌。

（3）协助病人完善术前各项护理常规。

（4）心理支持:缓解病人焦虑、恐惧情绪,主动与病人交流,向病人解释手术治疗的必要性,鼓励病人表达自己的感受,指导病人放松。

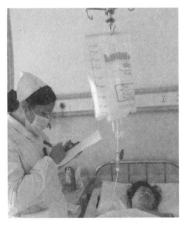

图 2-7-25　外周静脉营养液滴注

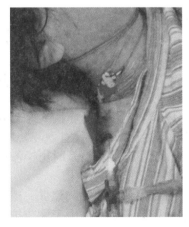

图 2-7-26　颈内静脉穿刺固定

（范　青　徐婷婷　金彩萍）

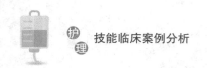

# 项目八 | 排 泄 护 理

## 模块一 排 尿 护 理

**案例一**

　　郭某，男，59周岁，初中文化，退休。病人于数月前因右下肢动脉闭塞行右小腿截肢术。术后残端红肿，渗出较多，伴明显疼痛，门诊拟以"双下肢动脉粥样硬化闭塞症"收治入院。病人各项生命体征平稳，在全麻下行"右大腿截肢术"。医嘱：外科护理常规；二级护理；低盐、低脂饮食。病人因长期卧床，排尿困难。请分析该病人主要护理诊断及护理要点。

**分析：**

1. 主要护理诊断　书写规范如下。

● 排尿障碍　与不适应床上排尿有关。

● 焦虑　与担心术后伤口仍愈合不良有关。

● 生活自理缺陷　与截肢、长期卧床有关。

● 知识缺乏：缺乏疾病相关知识。

● 有感染的危险。

2. 护理要点

（1）留置导尿：

1）备一次性无菌导尿包（图2-8-1），导尿过程严格无菌操作。

2）预防感染：尿道口消毒2次/天，嘱病人多饮水、多活动，定期更换导尿管。更换导尿管当天可适量口服抗生素或中药清热利尿剂等，间断行膀胱冲洗。注意导尿管勿拧曲，集尿袋固定位置低于病人耻骨联合（图2-8-2）。

3）定期进行夹管训练，促进恢复膀胱功能。

（2）密切观察伤口情况：及时更换渗血、渗液纱布，保持敷料清洁干燥。换药时，严格执行无菌操作，作预防感染。

（3）康复指导：嘱病人抬高患肢，避免血肿或伤口撕裂。嘱咐病人术后早期可床上活动，若需使用助步器，需由家属或护士在旁辅助以免跌倒。

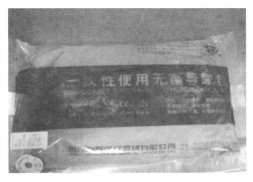

图 2-8-1　一次性无菌导尿包

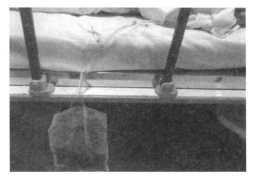

图 2-8-2　集尿袋的固定

### 案例二

吕某,女,45岁,初中文化,个体户。病人因车祸受伤后左下肢发凉2d余入院。车祸伤造成复合性外伤,T4、T5脱位,脊髓损伤致截瘫,左股骨开放性骨折,在外院行"左股骨开放性骨折清创内固定术"。术后发现下肢发凉,足部动脉未扪及,尿量减少,色深,伴膀胱炎。病人各项生命体征平稳,在全麻下行"左下肢高位截肢术"。医嘱:外科护理常规;一级护理;流质饮食。病人因高位截瘫,予留置导尿;伴膀胱炎,予抗感染治疗并膀胱冲洗,bid。请分析该病人主要护理诊断及护理要点。

**分析:**

1. 主要护理诊断　书写规范如下。
- 排尿异常　与泌尿系统感染有关。
- 焦虑　与担心截肢后生活质量有关。
- 舒适度的改变　与高位截瘫无法自主活动有关。
- 生活自理缺陷　与高位截瘫、截肢有关。
- 自我形态紊乱　与截肢有关。

2. 护理要点

(1)留置导尿护理:通过夹管训练锻炼膀胱功能。使用膀胱冲洗袋(图2-8-3)进行膀胱冲洗,操作过程注意严格无菌,导尿管末端消毒后用输液管快速滴入2%呋喃西林250 ml,输入膀胱后夹管留置30~60 min,每日2次,预防导尿管伴尿路感染。妥善固定导尿管,防止扭曲造成堵塞。注意观察尿液的色、质、量。膀胱冲洗时的量不计入当日出入量内。定期做尿培养,观察尿液色、质、量,膀胱炎是否好转。

(2)换药护理:换药时,必须严格执行无菌操作以免感染。

(3)康复指导:嘱病人抬高患肢,注意观察伤口情况,避免血肿或伤口撕裂。为防止压疮,使用气垫床,每2 h翻身1次,使用翻身垫(图2-8-4),注意动作轻柔,勿拉扯病人肢体及皮肤。指导家属帮助病人被动运动,通过功能锻炼防止肌肉萎缩。

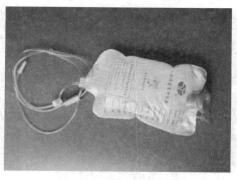

图 2-8-3　膀胱冲洗袋

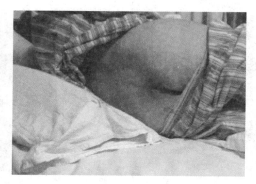

图 2-8-4　翻身垫

**案例三**

　　卞某，女，74 岁，小学文化，退休工人。病人于 3 个月前无明显诱因下出现反应迟钝、言语不清，伴有大小便失禁和走路不稳，无明显头痛、头晕、恶心、呕吐、癫痫发作，头颅 MRI 检查示：脑积液、脑萎缩。为进一步治疗，门诊拟以"脑积液"收治入院。入院后完善各项检查，行"脑室-腹腔分流术"，术后留置导尿。医嘱：神经外科护理常规；二级护理；低盐、半流质饮食。请分析该病人主要护理诊断及护理要点。

**分析：**

1. 主要护理诊断　书写规范如下。

● 语言沟通障碍　与脑积液有关。

● 功能性尿失禁　与脑积液有关。

● 有皮肤完整性受损的可能　与尿液刺激有关。

2. 护理要点

（1）沟通：鼓励熟悉病人状况的家属陪伴，方便与医护人员进行有效的沟通。

（2）宣教：向病人及家属解释不要因为害怕尿失禁而限制液体的摄入；晚上 7：00以后，减少饮水，夜间只饮最少量的水；分别在每 2 h、饭后和睡前提醒病人上厕所；夜间需小便时宜采用简便易行的方式，考虑使用便器、便椅或尿壶。

（3）促进皮肤完整性：每次尿失禁后，用清水冲洗并擦干局部；可使用保护性软膏保护皮肤，如鞣酸软膏或者莫匹罗星（百多邦）软膏；取放便盆时避免推、拉动作，以免损伤皮肤（图 2-8-5）。

（4）功能锻炼：教育病人正确认识骨盆底肌肉，并通过 Kegel 锻炼加强肌肉力量，增强控尿能力。训练方法如下：

1）病人在不收缩下肢、腹部、臀部肌肉的情况下自主收缩盆底肌肉（会阴及肛门括约肌），每次收缩 5~10 s，重复 10~20 次 / 组，每日 3 组。

2）在指导病人呼吸训练时，嘱病人吸气时收缩肛门周围肌肉，维持 5~10 s，呼气时放松。

3）病人可在桥式运动下做收缩肛门的动作，这时可用一些引导式的话语帮助病人维持收缩肛门的动作（持续 5~10 s），如让病人想象自己尿急，但找不到卫生间，要先憋住尿（想象方法）。

4）病人坐在椅子上，由后向前缓慢地把肛门、阴道、尿道周围等盆底肌收缩上提，感觉想阻止肛门排气，从 1 数到 10，然后缓慢放松。

5）病人可以坐在马桶上，两腿分开，开始排尿，中途有意识地收缩盆底肌肉，使尿流中断，如此反复排尿、止尿，重复多次，使盆底肌得到锻炼。

（5）定时夹闭导尿管（图 2-8-6），进行膀胱功能的训练。

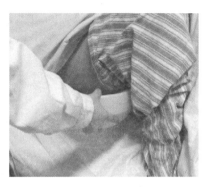 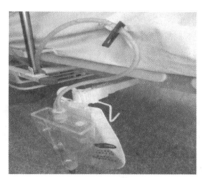

图 2-8-5　排尿护理　　　　　图 2-8-6　夹闭导尿管

## 案例四

石某，男，81 岁，小学文化，退休工人。病人 1 个月前出现全程无痛性肉眼血尿，无明显尿频、尿急，无腹痛、发热、腰酸、腰痛，持续 10 余天后于外院就诊。腹部彩超检查示：膀胱壁毛糙、增厚，膀胱内高回声占位，其中一处范围为 16 mm×10 mm。膀胱镜检查提示：膀胱内散在多处菜花样肿物，以顶部、底部为多。病理活检示：膀胱乳头状尿路上皮癌。为进一步治疗收治入院，在全麻下行“经尿道膀胱肿瘤铥激光切除术”，术后给予留置三腔导尿管 1 根，持续膀胱冲洗，并予止血、消炎及营养支持治疗。术后第 3 天，病人自觉膀胱部位胀痛，即刻通知医生，翻查护理记录，近 2 h 膀胱冲洗入量约 1000 ml，引流尿液仅 400 ml。立即用推杆式针筒抽吸，发现较多血块，经过反复抽吸、生理盐水冲洗，最终尿管通畅，抽出澄清的尿液。导尿管通畅后仍给予持续膀胱冲洗。请分析该病人主要护理诊断和护理要点。

### 分析：

1. 主要护理诊断　书写规范如下。

● 有感染的危险　与血凝块堵塞导尿管，引流不畅有关。

● 营养失调：低于机体需要量　与术后禁食、机体修复所需能量增加有关。

● 舒适的改变　与术后留置导尿管、伤口疼痛、各种治疗有关。

● 预感性悲哀　与膀胱肿瘤有关。

● 知识缺乏：缺乏膀胱肿瘤手术治疗的相关知识。

2. 护理要点

（1）膀胱冲洗法：分为一次性膀胱冲洗（图 2-8-7）和持续膀胱冲洗（图 2-8-8）。该病人术后予无菌生理盐水持续膀胱冲洗，冲洗剂量以抽出的尿液中无血块、导尿管通畅为原则。冲洗时注意先抽出尿液后再注入生理盐水，量出为入，适当调整尿管位置，注意无菌原则。导尿管通畅后仍给予持续膀胱冲洗，冲洗液为 1 000 ml，溶液和剂量根据病人的病情及引流液的性状综合调整。冲洗时瓶内液面距床面约 60 cm，冲洗速度根据流出液的颜色进行调节，一般为 80~100 滴 / 分；如果滴入药液，须在膀胱内保留 15~30 min 后再引流至体外，或者根据需要延长保留时间。冲洗时若病人感觉不适，应当减缓冲洗速度及量，必要时停止冲洗，密切观察，若病人感到剧痛或者引流液中有鲜血时，应当停止冲洗，通知医师处理。寒冷气候，冲洗液应加温至 35℃左右，以防冷水刺激膀胱，引起膀胱痉挛。每 24 h 更换膀胱冲洗器。

（2）注意观察病人的病情变化：包括生命体征、24 h 出入量、伤口渗出情况、膀胱冲洗的出入量、肛门排气情况等。

（3）做好基础护理及生活护理：会阴护理，每日 1 次，预防尿路感染；及时更换病衣裤，保持皮肤清洁干燥；鼓励床上活动，促进康复。

（4）心理支持及健康指导：认真听取病人的主诉，鼓励其宣泄心中的恐惧和不安，向病人讲解手术的过程及术后的注意事项。

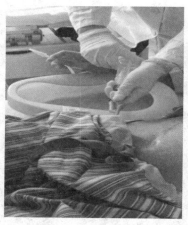
图 2-8-7　一次性膀胱冲洗法

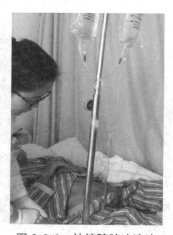
图 2-8-8　持续膀胱冲洗法

**案例五**

熊某，男，57 岁，小学文化，农民。病人主诉于 1 个月前无明显诱因下出现咳嗽、咳痰，痰中带血丝。外院胸部 CT 检查示：右肺下叶占位，伴周围阻塞性炎症。为进一步治疗，由门诊收治入院。在全麻下行"右肺下叶切除＋淋巴结清扫术"，生命体征平稳转入病房。带入胸导管 2 根、导尿管 1 根、颈内静脉穿刺管 1 根。术后胸腔引流液为 300~400 ml/d。请分析该病人主要护理诊断及护理要点。

**分析：**

1. 主要护理诊断　书写规范如下。

● 低效型呼吸形态　与术后伤口疼痛，不能有效咳嗽排痰有关。

● 自理缺陷　与术后活动无耐力有关。

● 有体液失调的危险　与胸腔引流液过多有关。

● 有感染的危险　与留置导尿有关。

2. 护理要点

（1）评估病人的一般情况：根据分级护理要求协助做好生活护理。告知病人早期下床活动的重要性，鼓励并协助病人早期下床活动，促进早日康复。

（2）保持呼吸道通畅：定时雾化吸入，协助拍背咳痰。

（3）留置导尿护理：

1）导尿前告知病人操作方法、目的与留置导尿的重要性，消除病人顾虑。

2）严格无菌操作，避免感染。根据男性病人尿道解剖特点，注意导尿手法，动作轻柔。遇阻力要分析原因，切忌盲目、粗暴插入，以免损伤尿道。

3）麻醉清醒后即可开始进行膀胱功能的训练，分3个阶段进行：第1阶段根据病人膀胱充盈情况，决定是否开放尿管，尿管夹闭与开放时间不必十分严格，一般为3~4 h，主要视病人饮水量和静脉输液量而定；第2阶段尿管夹闭，病人有膀胱充盈感时开放尿管，放尿时应有意识地排尿，产生排尿感和排空感，保证病人每日摄入水量在2 000~3 000 ml，以保证有足够的尿量；第3阶段鼓励病人膀胱充盈时拔除尿管自行排尿，若有排尿困难可给予下腹热敷、腹部按压、温水冲洗、听流水声等。

4）导尿管用别针固定在床上，别针尖端朝下，防止刺伤病人（图2-8-9）；精密集尿袋高度要低于耻骨联合，防止发生逆行感染（图2-8-10）；集尿袋需定时更换，严格执行无菌操作。密切观察尿液的色、质、量。鼓励病人多饮水，每日1 500~2 000 ml。

（4）做好胸腔闭式引流的护理：注意有无胸腔内活动性出血，保持引流通畅。

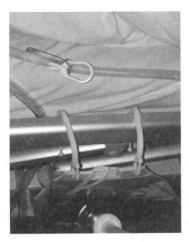
图2-8-9　导尿管固定

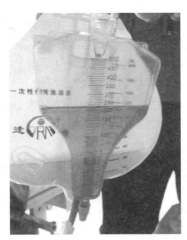
图2-8-10　精密集尿袋

（黄斯旖　陈黎芸　金彩萍　贾　云）

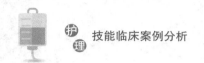
## 模块二 排便护理

**案例一**

王某，女，69 岁，初中文化，退休。病人静脉曲张 5 年余，左下肢肿胀、疼痛，小腿足靴区出现色素沉着，无溃疡。行走后左下肢酸沉、肿胀，疼痛加剧，下肢静脉造影显示左髂静脉受压，以"左髂静脉受压综合征"收治入院。病人各项生命体征平稳，在局麻下行"左髂静脉受压段球囊扩张支架植入术"。术后需卧床 24 h，采取轴式翻身并多饮水。医嘱：外科护理常规；二级护理；普食。病人因卧床，排便习惯改变，排便困难，予以酚酞 1 粒，po，qn；必要时使用开塞露。请分析该病人主要护理诊断及护理要点。

**分析：**

1. 主要护理诊断 书写规范如下。

● 生活自理缺陷 与高位截瘫、截肢有关。

● 排便困难 与排便习惯改变，需在床上解便有关。

● 舒适度的改变 与病人需 24 h 卧床有关。

● 知识缺乏：缺乏疾病相关知识。

2. 护理要点

（1）促进排便：使用开塞露（图 2-8-11、2-8-12）促进排便。

1）协助病人取俯卧位，不能俯卧者可取左侧卧位，并适度垫高臀部。

2）将瓶盖取下，瓶口涂以油脂少许，缓慢插入肛门，然后将药挤入直肠内，至肛门外只露出开塞露颈部，快速挤压开塞露球部，同时嘱病人深吸气。挤尽后，一手持纱布按摩肛门处，一手快速拔出开塞露外壳。

3）成人用量为 1 次 1 只，30~40 ml；挤入后嘱病人保持原体位 10 min 左右。若主诉腹胀有便意，指导病人继续吸气，并协助按摩肛门部。

4）告知病人养成良好的饮食习惯及生活习惯的重要性，防止产生开塞露依赖。

（2）康复指导：术后卧床 24 h，患肢需伸直勿弯曲；多饮水，以利于排出造影剂；多进食高纤维的食物可缓解便秘。

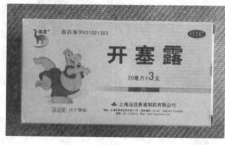

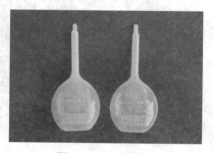

图 2-8-11 开塞露（包装盒）　　　　图 2-8-12 开塞露

案例二

王某,男,66岁,小学文化,退休工人。结肠造瘘口术后第16天,病人造瘘口周围流脓2 d。查体:造瘘口周围11~3点钟方向皮下可扪及硬块,造瘘口周围有脓性液溢出,伴有红肿,体温38℃。门诊拟以"结肠造瘘口感染"收治入院。医嘱:内科护理常规;二级护理;造瘘口护理。请分析该病人主要护理诊断及护理要点。

分析:

1. 主要护理诊断 书写规范如下。

- 生活自理缺陷 与排便方式改变、缺乏自我护理知识有关。
- 体温升高 与造瘘口感染有关。
- 疼痛 与造瘘口有脓液溢出并伴有红肿有关。
- 焦虑 与病人对疾病不了解、担心预后差有关。
- 有感染的危险 与抵抗力下降有关。

2. 护理要点

（1）造瘘口护理:

1）注意观察造瘘口肠黏膜的血液循环,肠造瘘口有无回缩、出血及坏死。术后早期勤换药,肠管周围用凡士林纱布保护,直至切口完全愈合。造瘘口处拆线后,每日进行扩肛1次,防止造瘘口狭窄。

2）使用造瘘口袋后,应观察造瘘口袋内液体的颜色、性质和量,如造瘘口袋内有气体及排泄物,说明肠蠕动恢复,可开始进流质食物。

3）备齐更换造瘘口用物:旧报纸或塑料薄膜马甲袋、棉签、纸巾、温水、造瘘口测量板、剪刀、笔、造瘘口袋（图2-8-13）、皮肤保护膜、护肤粉、防漏膏、碳素片等。

4）更换造瘘口袋步骤:除去旧袋,观察造瘘口及周围皮肤情况,清洗造瘘口及皮肤,处理异常情况,粘贴造瘘口袋,整理用物,记录（图2-8-14）。

5）用氧化锌软膏或防漏膏涂抹造瘘口周围皮肤,减少肠液的刺激,预防湿疹。

6）训练排便习惯,如为降结肠或乙状结肠造瘘口术者,可定时反复刺激,以养成良好的排便习惯。

（2）指导病人进行造瘘口自我护理:嘱病人注意个人饮食卫生,防止食物中毒等原因引起腹泻;避免食用过多的粗纤维食物;教会病人肛门袋的使用方法和局部皮肤护理方法;嘱病人掌握适当活动强度,不可用力过猛,避免过度增加腹压,导致人工肛门结肠黏膜脱出。

（3）发热护理:嘱病人卧床休息,维持舒适温湿度和室温,室内通风。物理降温,注意监测病人体温与脉搏的变化,防受凉。保持皮肤清洁,若病衣潮湿及时更换,促进舒适。

（4）疼痛护理:加强病人造瘘口护理,观察造瘘口处脓液及红肿情况,避免刺激造瘘口处皮肤,促进造瘘口恢复,减轻病人疼痛。

（5）心理支持：向病人介绍结肠造瘘口术成功案例，鼓励病人参加造瘘口俱乐部，结交相同病情的病友，减轻焦虑情绪，增加治疗信心。

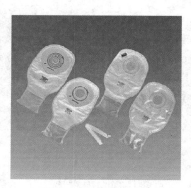
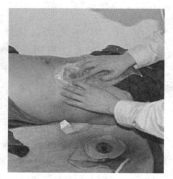

图 2-8-13　造瘘口袋　　　　　　图 2-8-14　更换造瘘口袋

**案例三**

李某，男，65岁，初中文化，退休工人。病人长期便秘，平时每周排便少于2次，并且排便费力，粪质硬结，量少；有痔疮史10余年，劳累后经常发作，平时少食蔬菜，喜好肉类食物。病人近1周未解大便，肛门口肿胀、疼痛明显，腹部胀痛，肛门处有少量液化的粪便渗出，但不能排出粪便。在家中自行使用开塞露无改善，来院就诊，门诊拟以"粪便嵌塞"收治入院。病人坐立难安，痛苦不堪。医嘱：内科护理常规；二级护理；普食；开塞露1支，肛纳，qn；乳果糖（杜密克）1包，po，tid；生理盐水500 ml，E,qd；七叶皂苷钠（迈之灵）2粒，po，tid；痔疮栓1粒，肛纳，bid。请分析该病人主要护理诊断及护理要点。

**分析：**

1. 主要护理诊断　书写规范如下。

● 疼痛　与痔疮发作、大便嵌塞有关。

● 有出血的危险　与痔疮发作、用力排便、损伤痔核有关。

● 焦虑　与疾病痛苦对病人造成的心理伤害有关。

● 自我健康管理无效。

● 知识缺乏：缺乏自我保健知识。

2. 护理要点

（1）疼痛护理：

1）遵医嘱使用解除病人粪便嵌顿的方法，去除诱因，缓解疼痛。

2）嘱病人疼痛时尽量深呼吸，以胸式呼吸为主，减轻腹部压力刺激；协助病人取舒适体位。

3）做好心理支持，减轻焦虑情绪；可通过阅读、听音乐等方式分散对疼痛的注意力。

（2）排便护理：提供有利于排便的环境，拉窗帘或围屏风，避开查房、治疗、进餐时间排便，保证环境隐蔽、时间充足，让病人安心排便。为病人自右向左环形按摩腹部以刺激肠蠕动（图 2-8-15），增加腹内压，促进排便。协助病人取坐位或蹲位排便，注意观察有无出血。遵医嘱给缓泻剂（图 2-8-16）。

（3）健康指导：

1）嘱病人进食高纤维素、易消化食物，如蔬菜、水果、玉米、大豆等；忌辛辣、刺激性食物；多饮水。养成定时排便习惯，加强锻炼。

2）向病人解释疾病的原因、预防措施，教会病人自我护理方法。

3）教会病人提肛练习法：嘱病人于晨晚各练习 1 次。预备姿势为仰卧、闭目、舌顶上腭、双臂自然置于体侧，调匀呼吸，全身放松，意守肛门。练功动作为：①吸气、紧胯、提肛。吸气控制在 2~3 s 内。②呼气、松胯、松肛。呼气亦控制在 2~3 s 内。③练习次数以一提一松计为 1 次，每次练 30~50 次。

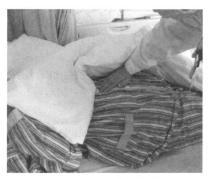
图 2-8-15　腹部按摩

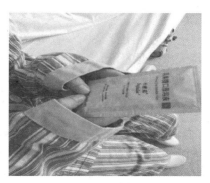
图 2-8-16　缓泻剂

### 案例四

金某，女，59 岁，小学文化，农民。病人因"头痛偶伴意识丧失、呕吐半年余"来院就诊。CT 扫描示：左顶叶占位；MRI 检查示：左侧顶叶脑膜瘤可能，为求进一步治疗收治入院。完善各项检查后，在全麻下行"开颅肿瘤切除术＋颅骨修补术"。现病人神情淡漠，左侧肢体可见活动，右侧肢体偏瘫，大小便失禁。医嘱：神经外科护理常规；二级护理；半流质饮食；予以脱水、营养神经对症治疗。请分析该病人主要护理诊断及护理要点。

**分析：**

1. 主要护理诊断　书写规范如下。

● 排便失禁　与意识障碍有关。

● 躯体移动障碍　与手术创伤有关。

● 自理能力缺陷　与肢体活动障碍有关。

● 有皮肤完整性受损的危险　与感觉及活动障碍有关。

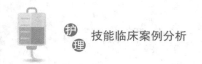 

2. 护理要点

（1）皮肤护理:床上铺橡胶（塑料）单、中单，或柔软透气的尿布、一次性尿垫，每次便后用柔软卫生纸擦净后用温水清洗肛门周围及臀部皮肤，毛巾擦干，保持皮肤清洁干燥。必要时，肛门周围局部涂抹氧化锌软膏（图2-8-17），防止破损感染。注意观察尾骶部皮肤变化，每2h翻身1次，定时按摩受压部位，预防压疮。

（2）帮助病人重建控制排便的能力:

1）了解病人排便时间，掌握排便规律，定时给予便器，促进病人定时排便。

2）早餐后30 min胃-结肠反射最强，此时可采用腹部按摩，或用润滑后的手指轻柔按摩肛周或肛管，刺激排便反射产生。通过与医生协调定时应用导泻栓剂或灌肠，以刺激定时排便。

3）如病人神志转清，应指导其试作排便动作。先慢慢收缩肌肉，然后慢慢放松，每次10 s左右，连续10次，每次锻炼20~30 min，每日数次。以病人感觉不疲乏为宜。

（3）饮食护理:

1）嘱病人改善饮食结构，宜进高蛋白、高热量、易消化、含纤维素多的食物。保证病人每天摄入足量液体，以利于排便通畅。

2）增加膳食中食物纤维的含量，平均每日供应6.8 g，从而增加粪便的体积，刺激肠蠕动，恢复肠道功能和加强排便的规律性，有效改善肛门失禁状况。以清淡饮食为主，禁吃辛辣、刺激性及油腻的食物。

（4）保持床褥、衣服清洁，病室空气清新，及时更换污湿的衣裤被单，定时开窗通风，去除病室内不良气味，使病人舒适。

（5）使用合适的护理用品，如医用脱脂棉垫、内置式卫生棉等（图2-8-18）。

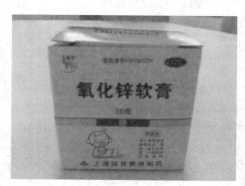

图2-8-17　氧化锌软膏

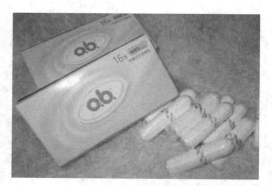

图2-8-18　内置式卫生棉

（黄斯旖　鞠　莹　贾　云）

# 第三单元

# 各种诊疗护理技能

————————————————————— >>>>>

# 项目九 给药护理

## 模块一 口服给药护理

**案例一**

乔某,女,46岁,大专文化,公司文员。病人2周前无明显诱因下出现颈部疼痛不适,左侧为主,伴咽痛、高热、心慌、手抖、脾气暴躁,随之右侧出现疼痛。门诊查甲状腺功能,如游离三碘甲状腺原氨酸(FT$_3$)、游离甲状腺素(FT$_4$)、促甲状腺激素(TSH)、三碘甲状腺原氨酸(T$_3$)、甲状腺素(T$_4$);甲状腺B超检查示:甲状腺左右叶低回声占位,淋巴结肿大,拟以"亚甲状腺炎"收治入院。医嘱:二级护理;忌碘饮食;肾上腺皮质激素对症治疗。请分析该病人主要护理诊断及护理要点。

**分析:**

1. **主要护理诊断** 书写规范如下。

● **体温升高** 与炎症有关。

● **营养失调:低于机体需要量** 与甲状腺功能亢进致使机体代谢增加有关。

● **疼痛** 与炎症刺激有关。

● **焦虑** 与担心疾病预后有关。

2. **护理要点**

(1)嘱病人合理休息;监测体温;病室勤通风,注意保暖,防止上呼吸道感染。

(2)饮食指导:应进食高热量、高蛋白、富含糖类及维生素B族饮食,禁服含碘高的食物。

(3)口服给药护理:

1)用药宣教:床边发放口服药物时教会病人认识所服用药物的名称、剂量、用法及不良反应,如肾上腺皮质激素过量易致欣快感、失眠;服用甲状腺素应注意心率、心律、体温、体重变化等(图3-9-1)。告知病人随意停药的危险性,强调必须严格遵医嘱服用药物,不得随意停药和增减药量。当生活或身体发生大的变化时及时就诊,在医生指导下调整治疗方案。

2)慎用或禁用巴比妥类安眠药、氯丙嗪等中枢神经抑制药,以及胰岛素、降糖药和吗啡等麻醉剂。

(4)观察局部:观察甲状腺肿块是否缩小,疼痛是否减轻,嘱病人不要用手去抚摩肿大的甲状腺组织,减少刺激和损伤(图3-9-2)。

（5）做好心理支持，取得病人信任，保持稳定的情绪。

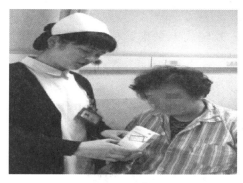

图 3-9-1　**用药宣教**

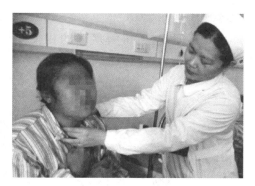

图 3-9-2　**甲状腺护理体检**

### 案例二

宋某，女，67 岁，小学文化，农民。病人于 20 年前哺乳期后出现自发性泌乳，量少，当时月经正常，未诊治。2 年前出现月经紊乱，周期延长，泌乳素 82.12 ng/ml，垂体磁共振检查示：垂体微腺瘤。门诊拟以"垂体泌乳素瘤"收治入院。医嘱：二级护理；甲磺酸、溴隐亭、左旋多巴对症治疗。请分析该病人主要护理诊断及护理要点。

**分析：**

1. 主要护理诊断　书写规范如下。

● 自我形象紊乱　与垂体泌乳素增加导致乳头溢乳有关。

● 潜在并发症：垂体危象。

● 焦虑　与担心疾病预后有关。

2. 护理要点

（1）舒适：提供安静舒适、有利于病人休息的环境。观察乳头溢乳情况，做好皮肤护理，嘱病人注意个人卫生，预防感染。

（2）口服给药护理：

1）发放药物宣教手册（图 3-9-3），告知使用溴隐亭后出现的不良反应主要为恶心、呕吐、头晕、头痛、便秘，多数病例短期内可消失。由小剂量起始逐渐加量的给药方式可减少不良反应。溴隐亭使用期间不可同时使用促血催乳素（PRL）升高的药物。长期服用高于 30 mg/d 剂量时，个别病人可能发生腹膜后纤维化。避免使用引起泌乳素分泌增多的药物，如肾上腺皮质醇等。

2）用药后可发生直立性低血压，故开始时剂量一定要小，服药时不要做可使血压下降的活动，如突然起立、热水淋浴或泡澡等。

3）告知病人药物减量时应遵循缓慢，分次进行的原则，通常每 2 个月左右递减 1 次，每次递减 1.25 mg（半片）。用保持血催乳素水平正常的最小剂量为维持量。

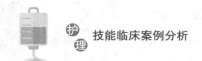

每年随诊复查血催乳素至少2次，以确认血催乳素水平在正常范围。

4）注意观察用药后疗效及不良反应，遵医嘱用药，定时监测血压、体温、脉搏、呼吸及神志情况并记录。

（3）心理支持：讲解疾病的相关知识，减轻病人疑虑，帮助其消除自卑心理（图3-9-4）。

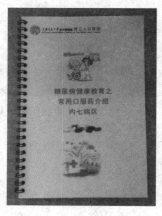
图 3-9-3　药物宣教手册

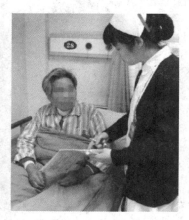
图 3-9-4　健康宣教

## 案例三

宋某，女，55岁，中学文化，退休工人。图2年前无明显诱因下出现体重减轻，伴口干、多饮、多尿，一直未予重视。于外院体检：空腹血糖9.87 mmol/L，体温36.3℃，脉搏76次/分，呼吸8次/分，血压136/88 mmHg。拟以"2型糖尿病"收治入院。入院后医嘱：内科护理常规；二级护理；糖尿病饮食；阿卡波糖（拜糖平）、格列美脲（亚莫利）等药物对症治疗；饮食控制。请分析该病人主要护理诊断及护理要点。

分析：

1. 主要护理诊断　书写规范如下。

● 营养失调：低于机体需要量　与胰岛素缺乏所致代谢紊乱有关。

● 潜在并发症：酮症酸中毒、低血糖。

● 有感染的危险　与蛋白质代谢紊乱所致抵抗力低下、酮症酸中毒有关。

2. 护理要点

（1）饮食护理：计算每日所需总热量及碳水化合物（糖类）、蛋白质、脂肪的比例，并按要求提供食物，鼓励病人按时按量进餐。创造良好的进餐环境。在进食前不做引起疼痛和不适的治疗、护理和检查。

（2）皮肤护理：严格执行无菌技术操作。指导病人皮肤保健，经常用中性肥皂和温开水洗澡。避免皮肤抓伤、刺伤和其他损害。指导病人足部保健：尽早向医生报告足部的问题，每次就诊时请医生检查病人的足部。每日以温水洗脚，不宜泡得太久。

（3）口服给药护理：

1）床边发药时告知病人服药时间（图3-9-5）及药物作用机制、适应证、不良反应和毒性。

2）告知病人每日多次服用的磺脲类药物应在餐前30 min服用；格列奈类降糖药一般于餐前10~15 min服药；双胍类药物一般在餐后和餐中服用，注意药物之间的协同及拮抗作用，注意观察血糖变化。

3）教会病人书写血糖监测日记（图3-9-6），掌握低血糖的症状、处理原则，以及发生低血糖后如何选择医疗支持。

（4）观察指导：确保病人正确服用药物。当病人出现强烈饥饿感，伴软弱无力、恶心、心悸，甚至意识障碍，或于睡眠中突然觉醒，伴皮肤潮湿多汗时，均应警惕低血糖的发生。若发生低血糖，立即给予含糖食品。

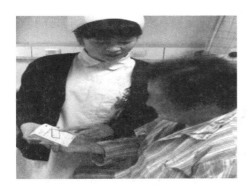

图3-9-5　服药指导

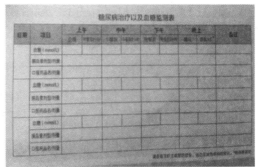

图3-9-6　血糖监测日记

**案例四**

何某，女孩，2岁。病儿出生即发现肾积液，1个月前在我院行"肾盂整形术"，放置D-J管1根。此次来我院就诊予拔除D-J管，拟以"肾积液术后，尿路感染"收治入院。尿培养示：大肠埃希菌阳性。医嘱：接触隔离；呋喃妥因1/2片，po，bid；抗感染。请分析该病儿主要护理诊断及护理要点。

**分析：**

1. 主要护理诊断　书写规范如下。

● 潜在并发症：尿路感染。

● 有感染的危险　与抵抗力下降有关。

● 有受伤的危险　与病儿不能自理有关。

2. 护理要点

（1）给药护理：备齐物品，包括药、药杯、研钵、发药盒、治疗单、治疗车等。使用两种方法确认病儿信息。病儿年龄较小，服药时应将药物碾碎化水服用，水不宜过多。服药时防止呛咳，适度抬高病儿头部使病儿头偏向一侧。正确给药方法为左手固定病儿前额并轻捏其双颊（图3-9-7），右手拿药杯从病儿下口角倒入口内，并停留片刻，直至其咽下药物。给予半卧位或头偏向一侧可以避免呕吐窒息。

（2）嘱家属予病儿少量多次饮水，两餐奶之间饮水，饮奶前后少量饮水，保证每天的饮水量，防止尿液浓缩，增加尿路感染机会。

（3）加强安全宣教：

1）防止坠床：选择合适的床单位。有效使用床栏，教会家属床栏使用方法并督促其执行，出现故障时及时报修。

2）防止烫伤：教会家属奶瓶喂养时正确的试温方法；病房内不使用热水瓶；热水放置时需盖紧杯盖，并放置于不易触及处。

3）防止呛奶窒息：教会家属正确的喂养方法和发生吐奶时正确的处理方法，先停止喂养，再将病儿头偏向一侧。

（4）隔离：床头悬挂隔离标志（图3-9-8）。告知家属不要串病房，病儿之间保持安全距离。护士接触病儿前后洗手。嘱咐家属勿带病儿去人多的地方，尤其是门急诊。

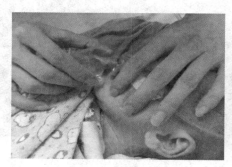

图 3-9-7　喂口服药

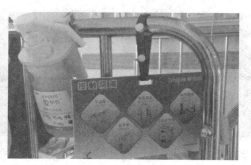

图 3-9-8　床头悬挂隔离标志

（徐晓燕　顾慧萍　李凤萍）

## 模块二　常用注射给药护理

### 案例一

张某，女，22岁，大学本科，公司职员。病人于2d前淋雨后出现寒战，高热达40℃，伴咳嗽、胸痛，咳铁锈色痰。体检：神志清楚，呈急性病容，面色潮红，呼吸急促，体温39.7℃，脉搏102次/分，呼吸32次/分，血压110/65mmHg；听诊：右下肺部闻及管状呼吸音；X线片示：右下肺大片状阴影，呈肺段分布；痰涂片可见：肺炎链球菌。急诊拟以"肺炎链球菌性肺炎或大叶性肺炎"收治入院。医嘱：内科护理常规；二级护理；半流质饮食；复氨20mg，im，St！。请分析该病人主要护理诊断及护理要点。

**分析：**

1. 主要护理诊断　书写规范如下。

● 体温过高　与肺部组织感染有关。

● 气体交换受损　与肺部组织感染、炎症有关。

● 清理呼吸道无效　与气道分泌物多、痰液黏稠、聚积有关。

● 营养失调：低于机体需要量　与肺部感染导致机体消耗增加有关。

● 潜在的并发症：感染性休克。

2. 护理要点

（1）肌内注射法：

1）"三查七对"，向病人解释用药目的，协助病人摆好"上腿伸直、下腿略屈"的体位（图 3-9-9）。

2）准确进行臀大肌注射定位。"十"字法：从臀裂顶点向左或右划一水平线，从髂嵴最高点向下做一垂直平分线，将臀部分为 4 个象限，其中外上象限避开内角为注射区。连线法：从髂前上棘到尾骨连线的外上 1/3 处为注射部位。

3）绷紧皮肤，垂直进针（图 3-9-10），进针、拔针快，匀速、缓慢推药，注意观察病人用药后的反应。

（2）病情观察：监测并记录生命体征的变化，观察咳嗽、咳痰情况，详细记录痰液的颜色、量和性质。

（3）休息与环境：嘱病人卧床休息，以减少氧耗量，病室保持安静，维持适宜的温、湿度（室温 18~20℃，相对湿度 50%~60%），协助病人取半坐卧位，有助于呼吸及咳嗽排痰。

（4）发热护理：可采用温水擦浴、冰袋等物理降温措施，或遵医嘱准确用药。于降温措施 30 min 后再次测量体温，观察降温效果并记录；病人大汗时，及时协助擦拭和更换干净衣裤；做好口腔护理。

（5）饮食护理：提供足够热量、蛋白质和维生素的半流质饮食，以补充高热引起的营养物质消耗，鼓励病人多饮水，有利于稀释痰液。

（6）促进有效排痰：指导病人深呼吸及有效咳嗽的方法，予以胸部叩击，促进痰液排出。

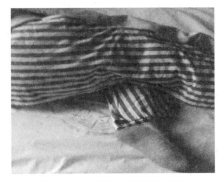

图 3-9-9　肌内注射病人体位

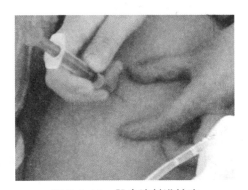

图 3-9-10　肌内注射进针法

**案例二**

姚某，女，57岁，初中文化，退休工人。病人长期接受胰岛素注射治疗，每日2次，早餐前及晚餐前30 min皮下注射。今日责任护士在为其进行晚餐前胰岛素注射时，发现病人左上臂三角肌下缘局部组织隆起，并触及硬块，病人主诉疼痛。请分析该病人主要护理诊断及护理要点。

**分析：**

1. 主要护理诊断　书写规范如下。

● 疼痛　与皮下硬结形成、长期注射胰岛素有关。

● 舒适度的改变　与皮下硬结形成、注射部位疼痛有关。

● 知识缺乏：缺乏胰岛素注射相关知识。

2. 护理要点

（1）胰岛素皮下注射法：胰岛素注射部位应轮换使用，并做好交接班；严格执行无菌操作，一次一针，防止注射针多次反复使用；为消瘦病人进行脐周注射时先捏起局部皮肤再进针（图3-9-11）；缓慢、匀速推注（图3-9-12），以减少对局部组织的刺激。注射前对病人进行仔细评估，注射后严密观察，预防疼痛、出血、局部组织反应、硬结形成、感染等局部并发症。

（2）对已经形成硬结者，应给予50%硫酸镁湿热敷，严禁在硬结处注射胰岛素。

（3）加强血糖水平监测：胰岛素注射易引起低血糖反应；胰岛素注射剂量不足或治疗中断时，会引起高血糖症和糖尿病酮症酸中毒。注意向病人解释有关产生不良反应的原因、表现、预防措施及自我护理的方法。

（4）健康教育：向病人宣教糖尿病饮食、运动锻炼与自我护理的注意事项。如有必要，教会病人实施糖尿病胰岛素笔注射的方法。

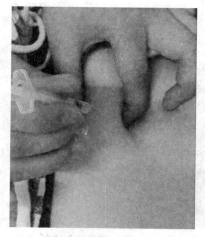

图3-9-11　消瘦病人脐周皮下注射进针手法

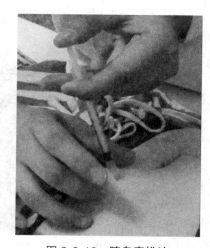

图3-9-12　胰岛素推注

**案例三**

陆某,男,78岁,高中文化,退休职工。病人于1d前在家中突发左侧上、下肢活动障碍,伴口角歪斜、言语不清来院就诊。头颅CT扫描示:右侧外囊、侧脑室旁梗死灶,双侧基底节区、侧脑室旁腔隙灶;血压150/80mmHg,诊断为脑梗死、高血压。病人既往有10余年高血压病史,医生考虑予以溶栓治疗,向家属交代溶栓利弊,病人家属表示不考虑溶栓治疗。医嘱:阿司匹林/维生素C(拜阿司匹林)抗血小板;丹参活血;醒脑静注射液改善脑部代谢;奥美拉唑(奥克)护胃;乌拉地尔(亚宁定)降压;那屈肝素钠(速碧林)0.4ml,H,St!。请分析该病人主要护理诊断及护理要点。

**分析:**

1. 主要护理诊断　书写规范如下。

● 意识障碍　与颅内梗死灶影响脑部血供有关。

● 脑组织灌注异常　与脑部血供不足有关。

● 自理能力缺乏　与左侧肌力下降,不能自主下降有关。

● 知识缺乏:缺乏脑梗死相关知识。

2. 护理要点

(1)观察生命体征、神志、意识状态、瞳孔的变化,遵医嘱积极使用药物治疗。

(2)使用那屈肝素钠(图3-9-13、3-9-14)抗凝时注意更换注射部位,观察有无皮下出血点等情况,嘱家属若病人出现大片皮下淤青要及时告知医生。

(3)加强疾病知识的宣教:告知高血压与脑血管意外的关系等。

(4)心理护理:病人突然发病,病人及家属有焦虑烦躁等情绪,做好安慰、积极疏导。

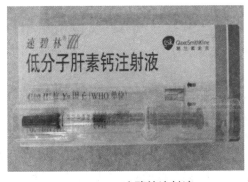

图3-9-13　速碧林注射液

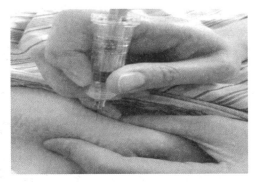

图3-9-14　速碧林皮下注射

**案例四**

唐某,男,76岁,初中文化,退休工人。病人8年前开始无明显诱因下出现胸闷,无胸痛、气促,自行口服硝酸甘油可缓解,曾在我院就诊,血管超声检查示:心脏先天性血管畸形,诊断为心力衰竭。一直口服富马酸比索洛尔片(康忻)、阿司匹林、麝香保心丸治疗,后胸闷发作频率降低,一般劳动后无明显气急。3 d前无明显诱因下出现咳嗽,有痰不易咳出,伴气促,夜间不能平卧,自行口服硝酸甘油无明显好转,1 d前上述症状加重,伴端坐呼吸、大汗淋漓,来我院急诊就诊。心电图示:窦速心律,ST-T改变。医嘱:毛花苷C(西地兰)0.4 mg+0.9% NaCl 20 ml/iv,St!。请分析该病人主要护理诊断及护理要点。

**分析:**

1. **主要护理诊断** 书写规范如下。

● 低效型呼吸形态 与肺心病基础疾病有关。

● 清理呼吸道无效 与肺部淤血、痰液黏稠不易咳出有关。

● 舒适度改变 与不能平卧休息有关。

● 恐惧 与病情变化快,疼痛,预计预后不良有关

2. **护理要点**

(1)休息观察:嘱病人绝对卧床休息,观察生命体征、神志、意识状态,给予高流量吸氧,注意氧疗效果的观察。

(2)药物疗法:

1)给予抗感染治疗,保持呼吸道通畅,促进痰液排出。

2)备齐毛花苷C静脉推注药物(图3-9-15),"三查七对"后匀速、缓慢推注药物(图3-9-16),注意推药前后心律的变化,推注过程中持续观察病人情况,有异常及时停止注射。

3)应用强心药时注意询问有无心肌梗死病史,多倾听病人的主诉,如有无视力异常等,谨防洋地黄类药物中毒。

(3)心理支持:安慰病人,减少焦虑,控制情绪。

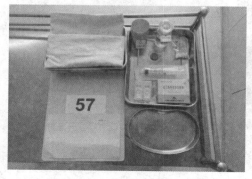

图3-9-15 静脉推注治疗用物

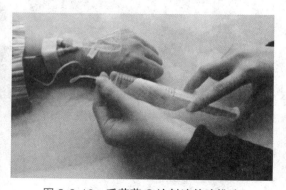

图3-9-16 毛花苷C注射液静脉推注

**案例五**

　　丁某，男，39岁，高中文化，公司职员。病人近日低热、咳嗽、咳痰并伴有少量咯血，食欲缺乏、消瘦，门诊行影像学检查，X线片示：密度较高、边缘清晰的斑点结节。急诊拟以"肺结核"收治入院。医嘱：链霉素抗结核治疗；行链霉素过敏试验。请分析该病人主要护理诊断及护理要点。

**分析：**

　　1. 主要护理诊断　书写规范如下。

● 营养失调：低于机体需要量　与机体消耗增加、食欲缺乏有关。

● 有出现过敏性休克的危险　与链霉素过敏反应有关。

● 潜在并发症：咯血。

　　2. 护理要点

　　（1）链霉素皮试：吸取精制结核菌素（PPD）原液（50 u/ml）0.1 ml（5 u）（图 3-9-17），于前臂掌侧皮内注射（图 3-9-18）。

　　（2）注射后 48 h 观察 1 次，72 h 判读结果。测量注射局部红肿处的硬结横径与纵径，取其均值为硬结直径。<5 mm 为阴性，5~9 mm 为弱阳性（＋），10~19 mm 为阳性（＋＋），≥ 20 mm 或局部出现水泡、坏死或有淋巴炎均为强阳性（＋＋＋）。在病历、床头卡、护理记录中进行记录和标注。

　　（3）观察皮试结果，若有斑丘疹、荨麻疹、红斑、麻疹样皮疹、猩红热样皮疹、天疱疮样皮疹、湿疹样皮疹、紫癜及血管神经性水肿等皮肤表现，立即通知医生应用钙剂缓解链霉素毒性反应。

　　（4）重者发生过敏性休克，立即停止用药，使病人平卧，遵医嘱皮下注射肾上腺素，给予吸氧、对症用药，若心脏骤停，则立即进行心肺复苏。

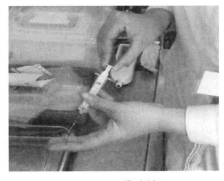

图 3-9-17　药液抽吸

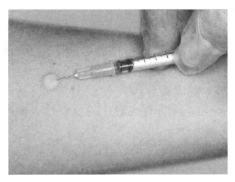

图 3-9-18　皮内注射

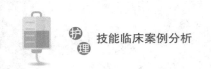

**案例六**

魏某，男，66岁，中学文化，私营企业主。病人血压升高20年，最高为190/110 mmHg，平时用药不规则，血压未控制。3年前出现活动后胸闷、气促，双下肢轻度水肿，诊断为高血压性心脏病。1年前右侧肢体出现麻木、活动障碍住院，诊断为高血压3级、腔隙性脑梗死。现因"头晕、头痛，走路不稳"入院治疗，测得血压190/100 mmHg。病人目前由于患病耽误公司业务而心情烦躁，焦虑不安。医嘱：给予 NS 50 ml+ 硝普钠 50 mg/iv，微泵注入，24h 维持。请分析该病人主要护理诊断及护理要点。

**分析：**

1. **主要护理诊断**　书写规范如下。

● 知识缺乏：缺乏与疾病及用药有关的知识。

● 有受伤的危险　与使用降压药后血压降低，或与脑梗死导致走路不稳有关。

● 活动无耐力　与脑梗死导致肢体活动障碍有关。

● 焦虑　与担心疾病预后不良有关。

2. **护理要点**

（1）遵医嘱给予微泵静注硝普钠注射液（图 3-9-19）：

1）硝普钠溶液对光敏感，易分解，应现配现用，使用避光输液设备（图 3-9-20），4h 更换药液。

2）药液有局部刺激作用，给予病人静脉注射留置针，以保护血管，防止长期输液导致静脉炎。

3）严格监测血压变化情况，根据血压情况调整输注速度，防止血压下降过快引起低血压。予心电血压监护，将血压控制在 140/90 mmHg。

4）不宜长期用药，防止氰化物蓄积导致氰化物中毒。

（2）防跌倒：落实防跌倒措施，床栏加护，增派陪护人员，外出使用轮椅，嘱病人变换体位时动作宜慢。

（3）心理支持：安抚病人情绪。与病人交谈时态度诚恳，用通俗的语言取得病人的信任，鼓励病人通过培养一些情趣，如听音乐、慢走、打太极拳、种花草等达到松弛心情、分散对疾病注意的目的。

（4）健康教育：

1）强调长期药物治疗的重要性，嘱咐病人应定时、定量服药，不可擅自减药或者停药。

2）嘱病人要保证合理的休息及睡眠，避免劳累，提倡适当的体育活动，如散步、骑自行车、做体操等，但需注意劳逸结合，避免时间过长的剧烈活动。

3）告知病人宜选用低盐、低热量、低脂、低胆固醇的清淡、易消化饮食。鼓励病人戒烟、控制饮酒，尽量少用咖啡、浓茶等刺激性饮料。可适当补充含钾高的食物，如蘑菇、香蕉、橘子等。

4）指导病人简易的通便方法，告知病人切忌用力排便，以防血压突然急剧升高。

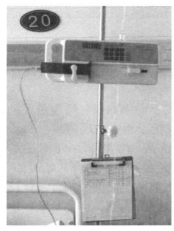

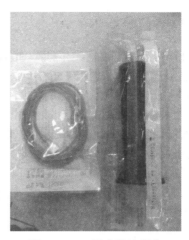

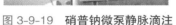

图 3-9-19　硝普钠微泵静脉滴注　　图 3-9-20　避光输液设备

（张美琴　鞠　莹　范　青　雒胜男　陈佳洁）

## 模块三　雾化吸入护理

**案例一**

陶某，女孩，1岁。病儿于8d前着凉后出现发热，最高体温38.5℃，呈阵发性咳嗽，伴咳痰不畅，无气促、发绀等情况。来院就诊后，给予健儿清解液及小儿柴桂口服液对症治疗，未见明显好转。每日体温维持在38.5℃左右。血常规检查示：白细胞计数 $8.68 \times 10^9/L$，中性粒细胞百分比62.3%，C反应蛋白 23.8 mg/L；胸片检查示：双肺纹理增粗伴下肺斑片状实变影。门诊拟以"支气管肺炎"收治入院。入院后医嘱：内科护理常规；二级护理；普食；头孢呋辛（西力欣）、阿奇霉素、乙酰半胱氨酸（易坦静），口服；糜蛋白酶超声雾化治疗。请分析该病人主要护理诊断及护理要点。

**分析：**

1. 主要护理诊断　书写规范如下。

（1）体温过高　与感染有关。

（2）清理呼吸道低效　与痰液黏稠，排痰无力有关。

（3）潜在并发症：心力衰竭。

2. 护理要点

（1）密切监测体温：及时采取降温敷贴物理降温（图3-9-21），或遵医嘱给予药物降温，防止高热惊厥。

（2）饮食指导：饮食清淡、易消化，给予高热量、高蛋白饮食，忌油腻及甜食，并要多饮水。

（3）保持呼吸道通畅：给予翻身、拍背，以利于吸痰和促进肺循环。遵医嘱给予咬口式糜蛋白酶超声雾化吸入（图3-9-22），稀释痰液以利咳出。注意保持室内空气新鲜，温湿度适宜。

（4）密切观察病情：如病人出现烦躁不安、心率加快、呼吸急促、肝脏在短时间内进行性增大，提示并发心力衰竭，应按医嘱给予相应处理。

（5）健康指导：告知病儿家长为其增加营养，增强体质；平时注意体格锻炼，多晒太阳，进行户外活动，增强抗病能力；尽量避免到人多的公共场所；天气变化时应注意随时增减衣服，防止上呼吸道感染。在病人咳嗽时协助其拍背，保持病人正确舒适体位，并注意经常变换体位。喂养时要以少食多餐为宜，避免呛咳。定期进行健康检查及预防接种。

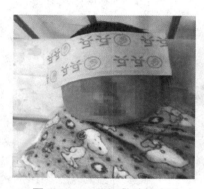
图3-9-21 降温敷贴的应用

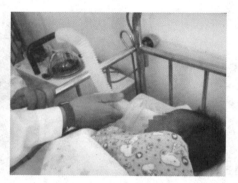
图3-9-22 超声雾化吸入

### 案例二

张某，男，65岁，高中文化，公务员。病人有吸烟史30余年，慢性咳嗽、咳痰20余年。近5年明显加剧，长年不断，伴喘息和呼吸困难，冬春季更甚。3d前因受凉而发热，剧咳，有多量黄脓痰，气急，发绀。急诊拟以"慢性支气管炎急性发作、Ⅱ型呼吸衰竭"收入抢救室。测血气分析：$PaO_2$ 50 mmHg，$PaCO_2$ 60 mmHg。病人焦虑、烦躁不安。医嘱：内科护理常规；一级护理；禁食；生理盐水2ml＋布地奈德（普米克）5mg＋特布他林（博利康尼）2.5mg/氧气雾化吸入，tid。请分析该病人主要护理诊断及护理要点。

**分析：**

1.主要护理诊断 书写规范如下。

● 低效性呼吸形态 与病人气体交换受损有关。

● 清理呼吸道无效 与病人不能自行咳痰有关。

- 有感染的危险　与病人呼吸道抵抗力下降有关。
- 焦虑　与担心疾病预后有关。
- 知识缺乏：缺乏氧气雾化吸入相关配合知识。

2. 护理要点

（1）氧气雾化吸入法：紧密连接加药器与湿化瓶（图3-9-23）；药物加入加药器时用量勿超过警戒线；氧气湿化瓶中勿加水；嘱病人将出药口含在口中（图3-9-24），深而慢地呼吸；流量为6~8 L/min，病人勿自行调整。

（2）健康指导：告知病人以高蛋白、高维生素、易消化饮食为宜，呼吸困难严重者宜少食多餐；出院后注意避免诱因，可进行耐寒锻炼和呼吸功能锻炼；尽量避免与呼吸道感染病人接触，减少感染的机会；预防感冒、戒烟、戒酒；若出现咳嗽加剧、痰液增多和变黄、气急加重等变化，应尽早就医。

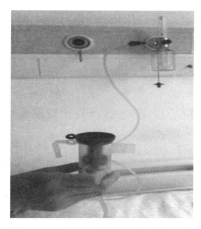

图3-9-23　**氧气雾化吸入器的连接**

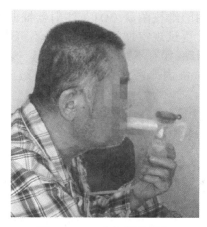

图3-9-24　**氧气雾化吸入**

（贾　云）

## 模块四　药物过敏试验护理

### 案例一

茅某，男，31岁，公司员工。病人自觉右侧腰部酸胀、疼痛、不适3个月余来院就诊。彩超检查示：左输尿管结石、左肾积液，为进一步治疗收治入院。入院诊断：左肾积液伴输尿管结石。入院后完善各项基本检查，尿镜检：红细胞（+++），白细胞（+），尿隐血试验（+++），尿白细胞（+++），尿蛋白（++）。医嘱：0.9%氯化钠注射液100 ml+哌拉西林/三唑巴坦（联邦他唑仙）4.5 g/ivgtt，bid；静脉输液前行青霉素试验。请分析该病人主要护理诊断及护理要点。

分析：

1. 主要护理诊断　书写规范如下。

● 疼痛　与肾积液、输尿管结石有关。

● 焦虑　与疾病反复发作有关。

● 感染　与肾积液、输尿管结石引起的蛋白尿、血尿有关。

● 潜在并发症：肾脓肿、肾衰竭。

2. 护理要点

（1）青霉素皮试（图3-9-25、3-9-26）：

1）皮试前，询问病人有无青霉素用药史、过敏史和家族史。检查皮试部位皮肤情况。询问病人是否空腹。

2）皮试用物中备肾上腺素用于急救。

3）配制青霉素皮试液：抽取0.9%生理盐水5 ml+青霉素皮试药粉2 500 u，充分溶解后，用旧结核菌素（OT）注射器抽取1 ml药液，皮内注射0.1 ml。20 min后观察皮试结果。皮试观察期间嘱咐病人：不可用手触碰和按压皮丘；20 min内不离开病房，不可剧烈活动；如有不适及时呼叫。

4）20 min内严密观察病人有无过敏反应的情况，如有过敏反应立即通知医生予以处理。

（2）缓解疼痛：注意病人疼痛出现的部位、程度、诱因等；出现疼痛时遵医嘱给予止痛药。

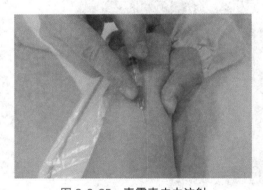
图3-9-25　青霉素皮内注射

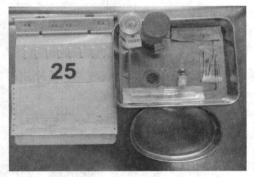
图3-9-26　青霉素皮试盘

**案例二**

　　白某，男，46岁，公司员工。病人自诉2个月前查出患有2型糖尿病，近半年来出现头晕、不适，测血压维持在150~160/100~120 mmHg，遂来院就诊。CT检查示：肾上腺增生、肾上腺肿瘤，收治入院。入院诊断：肾上腺肿瘤、2型糖尿病。入院后完善各项基本检查。医嘱：肾上腺CT（增强）；检查前1 d行碘过敏试验。请分析该病人主要护理诊断及护理要点。

**分析**:

1. 主要护理诊断　书写规范如下。

● 有受伤的危险　与头晕、血压高有关。

● 焦虑、恐惧　与缺乏疾病相关知识,担心预后有关。

● 潜在并发症:高血压危象、低血糖。

2. 护理要点

（1）休息:减少引起或加重头痛的因素,为病人提供安静舒适的休养环境。护理人员应集中操作,动作轻巧,防止过多干扰病人休息。

（2）监测:测血压 bid;测血糖 qid。

（3）碘过敏试验（图 3-9-27）:

1）备齐所需用物（图 3-9-28）,询问病人是否碘剂过敏,检查皮试部位皮肤情况,测量血压。

2）试验方法:抽取 1 ml 碘海醇注射液缓慢静脉推注,试验观察期间嘱咐病人 2 h 内不可离开,不可剧烈活动;如有不适及时呼叫。

3）病情观察:严密观察病人全身反应,如血压、脉搏、呼吸和面色有无改变,有无头晕、心慌、恶心、呕吐、荨麻疹等,如有则为阳性。2 h 后,测量血压。

4）记录皮试结果:在体温单及各种检查单上记录皮试结果。

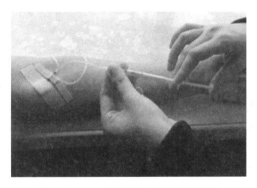

图 3-9-27　碘海醇注射液缓慢推注

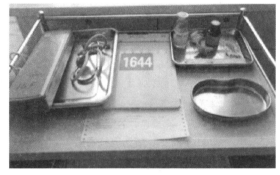

图 3-9-28　碘试验用物准备

**案例三**

王某,女,25 岁,营业员。病人无药物过敏史,因先兆早产,院外分娩超过 12 h,遵医嘱给予破伤风抗毒素（TAT）治疗。TAT 过敏试验的皮丘红肿,硬结直径 >1.5 cm,红晕范围直径 >4 cm,皮丘周围瘙痒,为过敏试验阳性。请分析该病人主要护理诊断及护理要点。

**分析**:

1. 主要护理诊断　书写规范如下。

● 有皮肤完整性受损的危险　与皮肤瘙痒有关。

● 焦虑、恐惧　与病人对疾病知识缺乏了解、过敏反应发生迅速有关。

● 有出现过敏性休克的危险　与病人发生 TAT 过敏反应有关。

2. 护理要点

（1）破伤风抗毒素注射时采用脱敏注射法（图 3-9-29、3-9-30）：给予 0.1 ml TAT 加 0.9 ml 生理盐水，肌内注射；0.2 ml TAT 加 0.8 ml 生理盐水，肌内注射；0.3 ml TAT 加 0.7 ml 生理盐水，肌内注射。间隔 20 min。

（2）过敏反应护理：

1）在脱敏反应中如出现过敏反应，立即停止注射药物，嘱病人卧床休息，给氧，保持呼吸道通畅，密切观察病人神志、脉搏、体温、呼吸、血压、面色、尿量等。

2）开通静脉通道，遵医嘱给药。遵医嘱给予 10 mg 地塞米松 +10 ml 葡萄糖酸钙 +50％ 葡萄糖注射液 20 ml 静脉推注进行抗过敏治疗。

3）指导病人禁食辛辣、刺激食物及冷饮、海鲜类食物。保持皮肤清洁，避免用指甲搔抓。遵医嘱用药，防止过敏反应反复发生。

4）发生过敏反应，病人及家属常情绪紧张，需安慰病人及家属，缓解其紧张情绪，耐心解释过敏反应的原因及治疗过程，使病人及家属积极配合治疗。

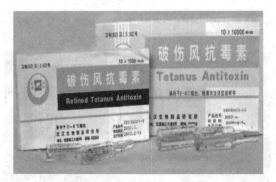

图 3-9-29　破伤风抗毒素

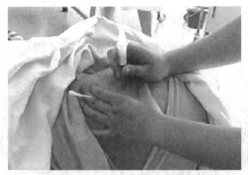

图 3-9-30　破伤风抗毒素肌内注射

（范　青　雒胜男）

## 模块五　局部给药护理

### 案例一

李某，男，25 岁，公司职员。病人多涕，为黏液性 / 黏脓性，间歇性发作（白天、劳动及运动时减轻，睡眠、寒冷及静坐时明显），侧卧时居下侧鼻鼻塞重，间断头痛，病程 1 月余。诊断为慢性单纯性鼻炎。医嘱：1％ 麻黄碱滴鼻，tid。请分析该病人主要护理诊断及护理要点。

分析:

1. 主要护理诊断 书写规范如下。
- 舒适改变 与鼻塞、头昏、头痛有关。
- 感觉紊乱 与嗅觉减退或丧失有关。
- 焦虑 与担心疾病久治不愈和治疗效果有关。
- 潜在并发症:鼻旁窦炎、中耳炎。

2. 护理要点

（1）指导观察:指导病人合理休息、科学饮食,耐心解释病情。观察鼻腔分泌物,询问有无头痛、头昏及耳闷现象,及时通知医生。

（2）正确滴鼻部用药:病人取坐位,解开衣领,头后仰,用生理盐水棉签清理鼻腔（图3-9-31）,检查鼻腔情况;左手轻推病人鼻尖,以充分暴露鼻腔,右手持滴鼻药药瓶距病人鼻孔约2 cm处,滴入药液3~5滴（图3-9-32）;轻捏鼻翼,使药液均匀分布于鼻腔黏膜;保持原位约5 min病人方能坐起或行患侧卧位,促进药液能进入患侧前组鼻窦内。

（3）健康指导:嘱病人加强营养和锻炼,提高抵抗力;预防上呼吸道感染;不可同时紧捏两侧鼻翼;戒烟限酒。

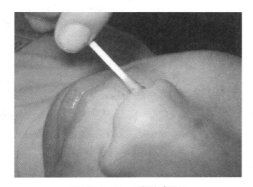

图 3-9-31 **清洁鼻腔**

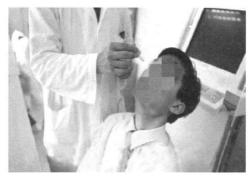

图 3-9-32 **滴鼻药水**

**案例二**

陈某,男孩,1岁。病儿出生后发现尿道开口异常,阴茎下弯,包皮堆积于阴茎两侧,尿道开口于冠状沟,尿道口无明显红肿,双侧睾丸位于阴囊内。来院查体后,门诊拟以"尿道下裂"收治入院。入院后完善相关检查予行"尿道下裂修复术",手术顺利。术后病儿疼痛评分:6分。医嘱:予润安可12.5 mg,肛纳,St!请分析该病人主要护理诊断及护理要点。

分析:

1. 主要护理诊断　书写规范如下。

● 疼痛　与手术伤口有关。

● 组织完整性受损　与手术伤口有关。

● 有自伤的危险　与病儿无自理能力有关。

2. 护理要点

（1）疼痛护理:正确评估病儿疼痛，遵医嘱予润安可止痛。病儿取侧卧位，为避免病儿因剧烈哭吵导致药物屏出，将药物塞入肛门5cm（图3-9-33）。嘱病儿在药物塞入肛门后夹紧肛门口皮肤，压住肛门，加压片刻再放开。注意评估药物疗效。

（2）伤口护理:保持伤口处敷料清洁、干燥，渗出严重时及时与医生联系，采取有效措施。观察龟头血供情况，保持颜色红润，若颜色青紫明显、发黑等，应及时联系医生处理伤口，防止阴茎坏死。

（3）导尿管护理:导尿管双固定防止松脱，病人活动时，导尿管可固定于病人上衣衣摆边缘（图3-9-34）;集尿袋不可高于耻骨联合，防止逆流引起尿路感染。

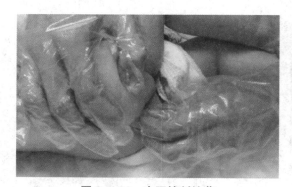

图 3-9-33　**直肠栓剂给药**

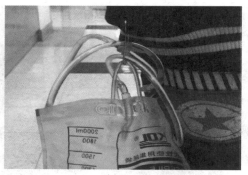

图 3-9-34　**导尿管的固定**

**案例三**

杨某，男孩，1岁。病儿出生后40d于当地医院体检时，发现有青紫、心脏杂音，诊断为先天性心脏病。此次来我院进一步行心超检查，报告示:完全性大动脉转位、室间隔缺损、肺动脉狭窄。遂门诊拟以"完全性大动脉转位（D-TGA）、肺动脉狭窄（PS）"收治入院。病儿出生后吃奶时吃吃停停，吃奶量偏少，近日夜间出汗较多。入院后病儿偶有咳嗽，2d后体温上升，最高达39℃。体检发现病儿躯干部有散在皮疹。病儿食欲缺乏，吃奶少。医嘱:予美林口服，头孢替安抗感染，电解质静脉滴注，氧化锌、新霉素软膏外涂，bid。请分析该病儿主要护理诊断及护理要点。

**分析：**

1. 主要护理诊断 书写规范如下。

● 体温过高 与呼吸道感染有关。

● 皮肤完整性受损 与皮疹有关。

● 营养失调:低于机体需要量 与喂养困难、食欲下降、摄入不足有关。

2. 护理要点

（1）降温护理：每4h测体温；鼓励病儿多饮水，饮水量不足者予补液（80~100 ml/kg）；给予物理降温措施，温水拭浴；出汗多者及时更换衣裤和床单，保持皮肤清洁干燥。遵医嘱抽取血培养，以使用抗生素前、寒战、体温骤升时抽血为宜；限制陪客，告知家长限制探视人数及目的。

（2）皮肤局部用药：核对无误（图3-9-35），暴露并清洁局部皮肤时注意遮挡，保护病人隐私；用棉签蘸取药膏，轻柔、均匀地回旋涂擦于皮疹上（图3-9-36），必要时覆盖合适敷料并固定。注意病儿保暖。给予病儿棉质衣裤，保持床单位清洁，防止继发感染。

（3）营养：每周评估营养风险，每班评估病儿进食的种类和量，分析进食量少的原因；每周测体重，给予营养和饮食指导，鼓励家属提供病儿喜欢的食物，鼓励少量多餐；给予病儿喜欢的餐具；避免进食前给予侵入性操作；乳量不能满足生理需要量时遵医嘱予静脉补液。

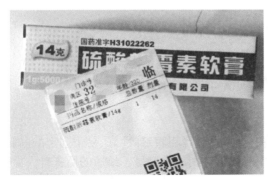

图 3-9-35 药物核对标签

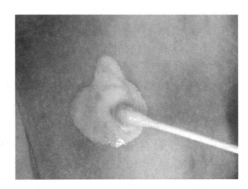

图 3-9-36 局部皮肤涂擦给药

（雏胜男 顾慧萍 徐婷婷）

# 项目十 静脉输液及输血护理

## 模块一 静脉输液护理

**案例一**

王某，男，69岁，高中文化，退休工人。病人于2个月前右股骨颈骨折，未行手术治疗，6d前病人出现发热、胸闷、气促，体温最高达38.5℃。急诊查血常规示：白细胞计数 $21.44 \times 10^9$/L；中性粒细胞百分比88.9%。拟以"肺炎"收治入院。医嘱：内科护理常规；二级护理；头孢类抗生素抗感染等补液治疗。请分析该病人主要护理诊断及护理要点。

**分析：**

1. **主要护理诊断** 书写规范如下。

- **体温过高** 与肺部感染有关。
- **清理呼吸道无效** 与胸痛、气管、支气管分泌物增多、黏稠有关。
- **气体交换障碍** 与肺实质炎症、呼吸面积减少有关。

2. **护理要点**

（1）静脉留置针输液：

1）勿在输液侧肢体上端使用血压袖带和止血带；选择粗直、弹性好、易于固定的静脉，避开关节和静脉瓣（图3-10-1）。在满足治疗前提下选用最小型号、最短的留置针，保护病人血管。敷料、无菌接头或肝素帽的更换及固定均应以不影响观察为前提（图3-10-2）。

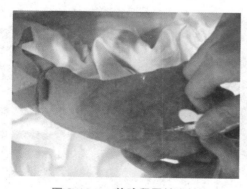

图3-10-1 静脉留置针进针

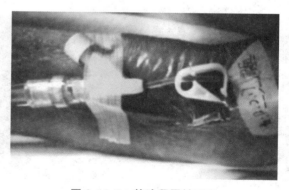

图3-10-2 静脉留置针固定

2）发生留置针相关并发症应拔管重新穿刺；留置针保留时间根据产品使用说明与穿刺局部具体情况而定。一旦发现贴膜卷边、有污渍等，应立即更换。

3）输注 2 种以上药液时，注意药物间的配伍禁忌。告知病人或家属不可随意调节滴速。

（2）健康指导：嘱病人患侧肢体避免用力过度或剧烈活动。观察生命体征变化。

---

**案例二**

李某，女，56 岁，高中文化，退休工人。病人于 1 d 前无明显诱因下出现腹痛、腹泻水样便 6 次，呕吐 6~8 次，呕吐物为胃内容物及水样物。急诊查血常规：白细胞计数 $17.8×10^9$/L，中性粒细胞百分比 83.9%；粪常规：白细胞 8~10/HPF。拟以"急性胃肠炎"收治入院。医嘱：内科护理常规；二级护理；头孢类抗生素抗感染等补液治疗。请分析该病人主要护理诊断及护理要点。

**分析：**

1. 主要护理诊断　书写规范如下。

● 腹泻　与炎症导致肠黏膜对水、钠吸收障碍有关。

● 急性疼痛　与胃肠道炎症有关。

● 营养失调：低于机体需要量　与腹泻及吸收障碍有关。

● 知识缺乏：缺乏有关本病的病因及防治知识。

2. 护理要点

（1）穿刺要点：

1）选择粗直、弹性好、易于固定的静脉，进针避开关节和静脉瓣（图 3-10-3），妥善固定（图 3-10-4）。

2）输注 2 种以上药液时，注意药物间的配伍禁忌。

3）不应在输液侧肢体上端使用血压袖带和止血带。

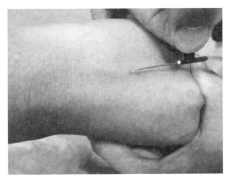

图 3-10-3　进针

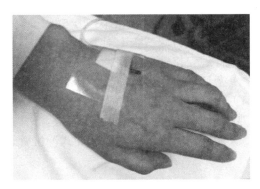

图 3-10-4　固定

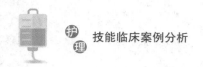

（2）健康指导：

1）告知病人或家属不可随意调节滴速。

2）告知病人注射部位的肢体避免用力过度或剧烈活动，卧床休息，减少消耗。

3）及时观察生命体征变化，观察粪便量、形状、颜色、内容物，及时护理。

4）宣教饮食卫生及护理，指导病人饮水，并保护肛门局部皮肤。

---

**案例三**

　　徐某，男，65岁，教师，中专文化。病人主诉于20d前无明显诱因下出现阵发性咳嗽，痰中带血，伴胸痛。外院CT扫描示：右肺下叶占位，行穿刺活检病理示：腺癌，由门诊收治入院。在全麻下行"右肺中下叶切除术"，现已拔除胸管。医嘱：10%果糖250ml+磷酸肌酸3g+复方维生素3g/ivgtt,qd；0.9%生理盐水100ml+胸腺喷丁（胸腺五肽）20mg/ivgtt(颈内)，qd。请分析该病人主要护理诊断及护理要点。

**分析：**

1.主要护理诊断　书写规范如下。

● 知识缺乏：缺乏术后康复锻炼相关知识。

● 清理呼吸道低效　与术后伤口疼痛有关。

● 损伤的危险　与发热反应有关。

2.护理要点

（1）健康指导：

1）向病人讲解术后早期下床活动的重要性，鼓励病人在拔除胸管后尽早下床活动；教会病人深呼吸及术侧肩关节功能锻炼的方法，促进病人早日康复。

2）向病人解释有效咳嗽的重要性，教会病人有效咳嗽方法，鼓励将痰排出。必要时遵医嘱使用止痛剂，使用止痛剂前后评估病人生命体征，用药后评估镇痛效果与病人反应。

（2）颈内静脉输液（图3-10-5）：

1）严格执行"三查七对"制度，并与病人进行双向核对。

2）合理安排输液顺序，调整补液滴速，注意药物配伍禁忌。

3）密切观察病人反应，包括有无寒战、皮疹、心慌、胸闷等输液反应发生。

4）每日更换穿刺处贴膜（图3-10-6），如潮湿或污染应立即更换，严格无菌操作。注意观察穿刺处皮肤有无红肿及渗液。

5）输液前后用淡肝素液脉冲式冲洗管道，注意保持管道无菌和密封。

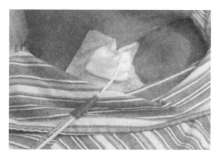

图 3-10-5　颈内静脉输液

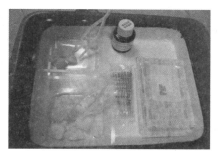

图 3-10-6　更换穿刺贴膜用物准备

**案例四**

万某，女。病人 G2P0，孕 30 周，双胎，孕期顺利，无其他并发症。半日前出现偶有宫缩，急诊就诊，查体：胎心 123~135 次／分，宫口未开，急诊拟以"G2P0，孕 30 周，双胎，先兆早产"收治入院。入院后医嘱：产科护理常规；注意胎心、胎动；盐酸利托君注射液（安宝）静脉保胎治疗。请分析该病人主要护理诊断及护理要点。

**分析：**

1. 主要护理诊断　书写规范如下。
- 舒适的改变　与心慌胸闷有关。
- 有早产的危险　与偶有宫缩有关。
- 焦虑　与出现宫缩，担心早产有关。

2. 护理要点

（1）静脉滴注护理：

1）用药过程中加强巡视，严密观察孕妇的心率、血压、呼吸变化并做好记录，根据心率、胎心率、宫缩情况、血压、自觉症状调整滴数，使用输液泵准确控制输液速度（图 3-10-7、3-10-8）。

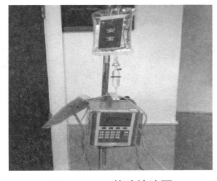

图 3-10-7　静脉输液泵

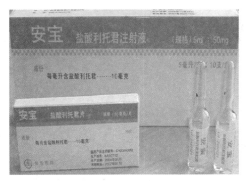

图 3-10-8　盐酸利托君注射液

2）用药宣教：向孕妇说明在静脉滴注盐酸利托君过程中心率加快是评价药物治疗有效的指标之一。出现心悸、胸闷属于正常现象，随着用药剂量增加心率会呈逐渐稳定，甚至有下降的趋势，使孕妇有充足的心理准备而配合用药。嘱产妇若出现心悸、胸闷、气急等不适及时告知医务人员。

3）孕妇出现心率增快一般不超过140次/分，若心率超过140次/分，出现心悸、胸闷等症状，或胎心率超过160次/分，给予吸氧、调慢滴速并报告医生，指导孕妇取左侧卧位，保证回心血量。

（2）教会孕妇自数胎动：出现异常，如宫缩加剧，阴道流血、流液及时报告。

---

**案例五**

何某，男孩，1岁。病儿体检发现心脏杂音8个月，1周前病儿出现咳喘，门诊查心脏超声检查示：室间隔缺损（VSD）、卵圆孔未闭（PFO）。拟以"VSD（室间隔缺损），肺炎"收治入院。入院后胸片检查示：心影稍大，肺血多，两肺纹理增多。听诊两肺呼吸音粗，可及散在粗湿啰音。予5% GS50 ml+头孢呋辛钠400 mg/ivgtt, bid；敌咳1 ml, tid, po。请分析该病人主要护理诊断及护理要点。

**分析：**

1. **主要护理诊断** 书写规范如下。

● 清理呼吸道无效 与病儿咳嗽有关。

● 活动无耐力 心功能不全。

● 有受伤的危险 与病儿无自理能力有关。

2. **护理要点**

（1）静脉输液护理：病儿年龄小，选择头皮静脉穿刺输液。因头部出汗较多，头部留置针固定时选用黏性良好、防过敏的静脉敷料（图3-10-9）、胶布有效固定（图3-10-10），每72 h更换贴膜。告知家属静脉留置期间护理方法，避免病儿手抓留置针；睡眠时避免碰触留置针。贴膜固定不良时及时与护士联系采取有效措施。

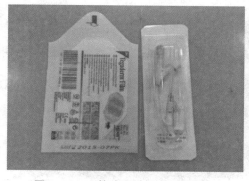

图3-10-9 **静脉留置针及固定敷料**

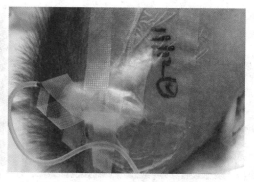

图3-10-10 **头皮静脉输液的固定**

（2）病情观察:评估病儿有无心率增快、呼吸急促、肝脏增大等情况。注意病人胃纳、尿量变化是否24 h出入平衡。

（3）加强安全宣教:

1）防止坠床:选择合适的床单位。有效使用床栏,教会家属床栏使用方法,并督促其执行,床栏出现故障时及时报修。

2）防止烫伤:教会家属奶瓶喂养时正确的试温方法;病房内不使用热水瓶;热水放置时需盖紧杯盖,并放置于不易触及处。

3）防止呛奶窒息:教会家属正确的喂养方法和发生吐奶时正确的处理方法。停止喂养,将病人头偏向一侧。

（蔡 颖 金彩萍 顾慧萍 朱宏艳）

## 模块二 静脉输血护理

**案例一**

朱某,女,64岁,高中文化,离休。病人主诉2个月前无明显诱因下出现进食哽咽感,程度轻微,伴反复胸痛。食管镜检查示:食管鳞状细胞癌。门诊收治入院,在全麻下行"翻身三切口胃代食管吻合术"后返回病房,带入胃管、空肠造瘘管、颈内静脉穿刺管各1根及胸导管2根。术后持续高热,颈部吻合口瘘。医嘱:全血200 ml,ivgtt,St!。请分析该病人主要护理诊断及护理要点。

**分析:**

1. 主要护理诊断 书写规范如下。

● 营养失调 与长期禁食,营养摄入不足有关。

● 皮肤完整性受损 与吻合口瘘有关。

● 体温升高 与吻合口持续未愈有关。

● 焦虑、恐惧 与术后吻合口持续未愈有关。

2. 护理要点

（1）输血护理:

1）严格执行查对制度。由专人去血库取血,输血前两人核对,备齐输血用物（图3-10-11）。输血时带病历至病人床头,核对床号、姓名、性别、年龄、住院号、血型及交叉配血试验结果。输血一人一次一份。

2）输血应用专用的输血皮条,输血前后及连续输入2袋血之间用生理盐水冲洗皮条(图3-10-12)。

3）输血期间加强巡视,密切观察病人生命体征及尿量、尿色等,倾听病人主诉,观察有无发热、皮疹、溶血等输血反应发生。监测病人血红蛋白指标，并给予相对应的饮食指导。

（2）饮食护理：禁食期间遵医嘱静脉补充营养，观察药物反应，倾听病人主诉。保持空肠造瘘管通畅。指导并教会家属管饲饮食方法，讲解其目的、注意点及重要性。

（3）保持胃肠减压管通畅：术后24~48 h引流出少量血液应视为正常，如引出大量血液应立即报告医生处理。胃肠减压管至少应保留3~5 d，以减少吻合口张力，促进愈合。注意胃管连接准确，固定牢靠，防止脱出，引流通畅。

（4）病情观察：

1）密切观察胸腔引流量及性质：如发现胸液混浊、食物残渣，则应高度怀疑食管吻合口瘘，应采取相应措施，明确诊断，予以处理。

2）观察吻合口瘘的症状，注意病人是否出现高热、脉速、呼吸困难、胸部剧痛无法耐受、患侧呼吸音低、叩诊浊音、白细胞计数升高，甚至休克。

（5）监测体温波动：发热时予物理降温，遵医嘱用药。

（6）清洁护理：保持颈部伤口清洁、干燥。如有潮湿或污染，及时通知医生换药。嘱病人保持口腔卫生，勤刷牙、漱口，咳嗽时轻捂伤口，从而减轻局部伤口张力、促进愈合。

（7）心理支持：针对病人的心理状态进行解释、安慰和鼓励，建立充分信赖的护患关系，使其积极配合治疗和护理。

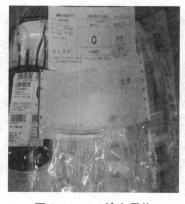 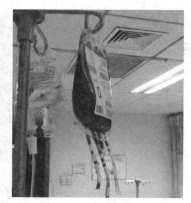

图 3-10-11　输血用物　　　　图 3-10-12　备生理盐水冲管

**案例二**

陈某，男，60岁，小学文化，农民。病人主诉于1周前体检，胸部CT扫描示：右肺上叶阴影。门诊收治入院，在全麻下行"右肺上叶切除术"后返回病房。术后生命体征平稳，呼吸顺畅，持续胸腔引流液较多，呈淡血清样，>200 ml/d。医嘱：血浆2 u，静脉滴注。请分析该病人主要护理诊断及护理要点。

**分析：**

1. 主要护理诊断　书写规范如下。

● 低效型呼吸形态　与术后肺扩张不全有关。

● 体液失调　与胸腔引流液过多有关。

● 焦虑　与胸管放置时间过长有关。

2. 护理要点

（1）输血护理：

1）严格执行查对制度。由专人携专用血制品领取盒去血库取血（图 3-10-13）。

2）输血前两名护士核对床号、姓名、性别、年龄、住院号、血型及交叉配血试验结果（图 3-10-14），输血时带病历至病人床头再次核对。输血一人一次一份。

3）输血应用专用的输血皮条，输血前后及连续输入 2 袋血之间用生理盐水冲洗皮条。输血期间加强巡视，密切观察病人生命体征，倾听病人主诉，观察有无发热、皮疹、等输血反应发生。

（2）病情观察与记录：

1）密切观察胸腔引流液的色、质、量，监测病人肝、肾功能等各项指标。

2）监测病人生命体征，尤其注意心率与血压。

（3）功能锻炼：指导并教会病人深呼吸、吹气球等肺功能锻炼的方法。遵医嘱定时雾化吸入，协助坐起拍背，促进痰液排出。生命体征平稳后，协助病人早期下床活动，促进早日康复。

（4）心理支持：深入病房，倾听病人主诉，给予关心和照顾。鼓励病人表达自我情绪，减轻焦虑感。

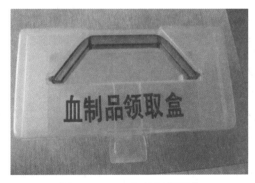

图 3-10-13　血制品领取盒

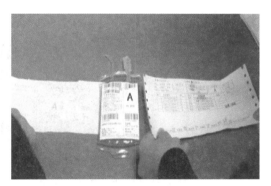

图 3-10-14　输血前双人核对

---

**案例三**

　　查某，女，17 岁，学生。病人 15 岁月经初潮，既往月经规律，7/30 d，量中等，无痛经。本次阴道出血明显增多，伴大量血块，同时出现头晕、头痛、恶心、呕吐等不适，无腹痛、晕厥，来院急诊就诊。查血常规：Hb 64 g/L，红细胞沉降率 19.6%，考虑青春期功血，急诊拟以"青春期功血，重度贫血"收治入院。医嘱：输红细胞悬液 2 u；补佳乐 2 mg，po，q6h。请分析该病人主要护理诊断及护理要点。

分析：

1. 主要护理诊断　书写规范如下。

● 营养失调　与出血导致贫血有关。

● 活动无耐力　与长期卧床、贫血有关。

● 有感染的危险　与抵抗力下降有关。

● 有发生输血不良反应的危险。

● 焦虑　与担心疾病、环境陌生有关。

2. 护理要点

（1）输血护理：

1）输血前准备：血液内不得加入其他药物，如需稀释只能用静脉注射生理盐水；输血前将血袋内成分轻轻混匀，避免剧烈震荡；使用一次性带过滤装置的标准输血器（图 3-10-15）；两名护士"三查十一对"，"三查"包括血液有效期、血液质量、输血装置，"十一对"包括病区、床号、姓名、性别、年龄、住院号或门诊号、血型、交叉配血实验结果、血袋号、剂量、种类（图 3-10-16）。

2）常温下输注一袋红细胞应在取回后 4 h 内输注完毕。

3）严密观察病情变化及有无输血反应。

（2）注意观察阴道流血的色、质、量，每日会阴护理 2 次，教会病人保持会阴清洁。

（3）告知病人功血的发生、发展过程与治疗护理措施，与病人共同商量并制定活动计划，合理安排活动与休息时间，嘱病人食用高蛋白、高热量、高维生素饮食。

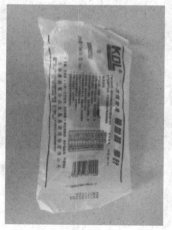

图 3-10-15　一次性输血器

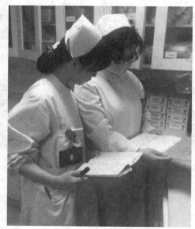

图 3-10-16　双人核对

**案例四**

邵某，女婴，6 个月。病儿 20 余天前无明显诱因下出现发热、食欲缺乏、腹胀，体温最高为 38℃，上腹部膨隆，偶有进食后嗳气，无呕吐，至当地诊所就诊，予口服药退热、调节胃肠道（具体不详）。病儿食欲稍好转，体温反复，腹部逐渐增大。2 d 前病儿面色苍白、精神差。行腹部 B 超检查，腹部平扫 CT 检查示：肝脏巨大占位，肝母细胞瘤可能（口头报告），遂至我院门诊就诊。急查血常规示：白细胞计数 $13.76×10^9$/L，红细胞计数 $2.87×10^{12}$/L，血红蛋白含量 67 g/L。拟以"肝脏占位：肝母细胞瘤可能，贫血"收治入院。医嘱：PICU 护理常规；特级护理；告病危；鼻导管吸氧；忌按腹部；头孢哌酮/舒巴坦钠（舒普深）抗感染，丙种球蛋白、血浆等支持治疗。请分析病人主要护理诊断及护理要点。

🔛 分析：

1. 主要护理诊断　书写规范如下。

● 活动无耐力　与贫血有关。

● 营养失调：低于机体需要量　与造血物质摄入不足、消耗增加及丢失过多有关。

● 疼痛　与肿瘤可能有关。

● 潜在并发症：休克、感染。

2. 护理要点

（1）吸氧：严重贫血病人予常规氧气吸入，以改善组织缺氧。

（2）输血的护理：输血前由两名护士严格执行"三查十一对"（图 3-10-17），备生理盐水，先冲管再输血（图 3-10-18）；控制输血速度；加强监测，及时发现和处理输血反应。

（3）疼痛护理：遵医嘱采取镇静、止痛药物，注意观察药物的疗效及不良反应。

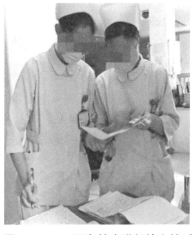

图 3-10-17　**两名护士进行输血核对**

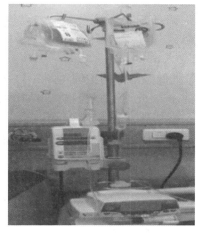

图 3-10-18　**输注血浆**

（金彩萍　朱宏艳　徐婷婷　郭颖达）

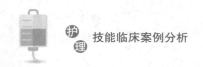

# 项目十一 | 冷热疗法应用

## 模块一　冷疗技能应用

### 案例一

顾某,男,51岁,初中文化,司机。病人于4h前发生车祸,当即意识不清、烦躁不安,急诊送入院,头颅CT扫描示:左侧额颞硬膜外血肿,双侧基底节区出血。即刻行"血肿清除术+去骨瓣减压术",术后昏迷,四肢无活动,持续高热,体温最高达40.3℃,气管切开,呼吸机辅助呼吸,留置导尿,留置胃管。医嘱:神经外科护理常规;一级护理;鼻饲流质饮食;亚低温治疗。请分析该病人主要护理诊断及护理要点。

**分析:**

1. 主要护理诊断　书写规范如下。

● 体温过高　与颅脑损伤有关。

● 清理呼吸道无效　与意识障碍不能自行排痰有关。

● 有皮肤完整性受损的危险　与长期卧床有关。

● 营养失调:低于机体需要量　与高热代谢增加有关。

● 意识障碍　与颅脑损伤有关。

2. 护理要点

(1) 冬眠低温治疗的护理(图3-11-1、3-11-2):

1) 降温方法:先予冬眠药物,再加用物理降温。冰毯机降温速度设置以每小时下降1℃为宜,密切观察病人的血压、心率及心律;降至肛温33~34℃。

2) 皮肤护理:低温时局部血液循环减慢,容易发生压疮,因此要保持皮肤清洁干燥,每2h翻身1次,使用气垫床,避免局部受压。

3) 保护角膜:低温时角膜反射减弱,眼睛的分泌物减少,角膜容易受损,可给予金霉素眼膏涂眼。

4) 复温:冬眠低温治疗时间一般3~5d,复温时先停止物理降温,再逐步减少药物剂量,或延长相同剂量的药物维持时间,直至停用;注意保持体温上升平稳,以每小时上升1℃为宜。

(2) 严密观察意识瞳孔、生命体征的变化,若有异常及时报告医生,给予对症处理。

(3) 保持病室清洁整齐,定时开窗通风,注意保持呼吸道通畅,及时给予湿化吸痰,遵医嘱给予布地奈德(普米克令舒)雾化吸入,每日3次。定时翻身、拍背,促进痰液排出。

(4) 营养支持:遵医嘱给予胃肠内营养,鼻饲时抬高床头,防止反流误吸。每日液体入量不宜超过 1 500 ml，鼻饲营养液温度应与当时体温相同，同时应观察有无胃潴留、腹胀等。

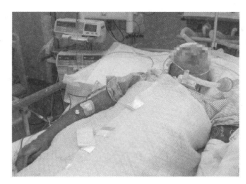

图 3-11-1　冬眠低温治疗

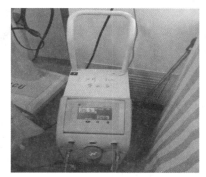

图 3-11-2　冰毯制冷机

**案例二**

　　刘某，女，41 岁，高中文化，职员。病人下楼时不慎摔倒，踝关节扭伤，会阴部肿痛，来院就诊。体格检查发现踝关节局部疼痛、肿胀、活动受限，X 线摄片检查确定无骨折，会阴部充血。请分析该病人主要护理诊断及护理要点。

**分析：**

1. 主要护理诊断　书写规范如下。

● 疼痛　与软组织受损及神经受压有关。

● 躯体移动障碍　与踝关节扭伤功能丧失、制动有关。

● 潜在并发症：周围血管神经损伤。

● 焦虑　与疾病迁延、担心功能障碍有关

2. 护理要点

（1）冷疗：即刻踝部冷疗（图 3-11-3）。

（2）热敷：48 h 后的处理方法为每天踝部热敷 20 min；对于会阴部充血者，嘱其准备坐浴治疗器（图 3-11-4），行热水会阴部坐浴，温度为 40~45℃，时间为 15~20 min。

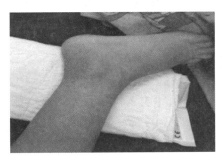

图 3-11-3　足踝冰袋冷敷

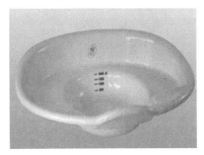

图 3-11-4　坐浴治疗器

**案例三**

高某，男孩，12岁，初中生。病人8d前因晨起后呕吐不止、视物时有不清、阵发性眩晕来院检查。头部CT扫描示：颞叶肿瘤，门诊拟以"原发性颞叶肿瘤"收治入院。完善术前检查，全麻下行"颞叶肿瘤切除术"后安返病房，带入颞部引流管1根。术后第2天起中枢性发热，体温最高达39.8℃。为减轻发热对病人脑细胞的损害，医生开医嘱给病人应用冰帽。请分析该病人主要护理诊断及护理要点。

**分析：**

1. **主要护理诊断** 书写规范如下。
- **体温过高** 与颅脑手术后中枢性发热有关。
- **有皮肤完整性受损的危险** 与烤灯照射有关。

2. **护理要点**

（1）冰帽降温护理：

1）操作前向病人及家属介绍冰帽使用方法和冷疗作用，获得理解配合。

2）佩戴冰帽时病人后颈部、双耳外面和接触冰块的部位衬垫海绵垫，防止冻伤（图3-11-5、3-11-6）。用冷时间最长不得超过30 min，休息60 min后可再次使用，给予局部组织复原时间。每半小时测量生命体征，确保肛温不低于30℃。

3）注意观察头部皮肤的变化，每10 min查看局部皮肤的颜色，尤其须注意病人耳郭部位无发紫、麻木及冻伤发生。

（2）**体位及导管**：病人取平卧位、健侧卧位交替翻身，注意颞部引流管固定妥当，无扭曲、受压，负压吸引袋位置低于伤口处，保持引流通畅。

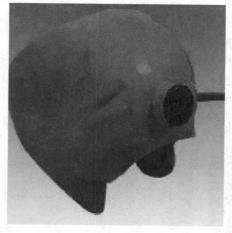

图3-11-5　冰帽

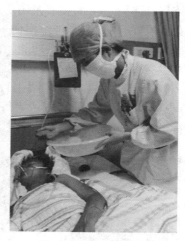

图3-11-6　冰帽降温

**案例四**

张某,男孩,2 岁。病儿发热、流鼻涕,来我院就诊,肛温:39.7℃,查血常规:白细胞计数 $16×10^9$/L。儿内科拟以"发热"收治入院,入院体检精神可,呼声响,两肺呼吸音清。医嘱:物理降温,乙醇擦浴 1 次。请分析该病儿主要护理诊断及护理要点。

**分析:**

1. 主要护理诊断 书写规范如下。

● 体温过高 与感染有关。

● 潜在并发症:惊厥。

2. 护理要点

(1)环境调整:保持病室环境舒适,空气流通,保持适宜的温湿度。尽量使病儿安静。

(2)乙醇擦浴:

1)配置擦浴液乙醇浓度为 25%~30%,温度为 30℃。备齐擦浴用物(图 3-11-7),时间不超过 20 min,擦浴过程中注意随时更换或添加热水,避免病儿着凉(图 3-11-8)。

2)擦浴过程中,注意观察病儿反应,如发生寒战、面色苍白、脉速、呼吸异常时,应立即停止擦浴,并为病儿保暖。

3)胸前区、腹部、后项、足心等处禁忌擦浴,预防反射性心率减慢、腹泻等不良反应。

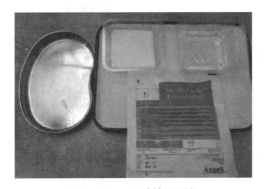

图 3-11-7　**乙醇擦浴用物**

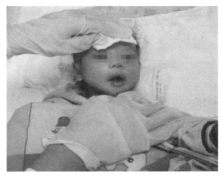

图 3-11-8　**乙醇擦浴**

(陈黎芸　雒胜男)

## 模块二 热疗技能应用

**案例**

刘某，男，31岁，工人。病人因腰肌劳损1年，腰部反复疼痛，来院疼痛专科就诊。医嘱：红外线烤灯照射，bid。请分析该病人主要护理诊断及护理要点。

**分析：**

1. 主要护理诊断　书写规范如下。

● 有皮肤受损的危险　与烤灯照射有关。

2. 护理要点

（1）使用烤灯前向病人详细介绍使用方法及注意事项，取得病人配合。

（2）烤灯照射时灯距为30~50 cm，照射时间为20~30 min（图3-11-9、3-11-10）。

（3）观察皮肤的反应，注意防止灼伤。

（4）照射结束后，让病人休息15 min后再离开治疗室，以防感冒。

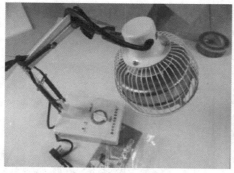

图3-11-9　红外线烤灯

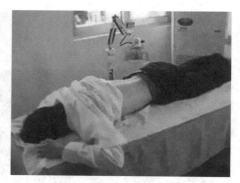

图3-11-10　红外线烤灯照射

（雒胜男）

项目十二 | **标 本 采 集**

**案例一**

尤某，男，29岁，大学本科，职员。病人于1个月前无明显诱因下出现右下肢肿胀，活动后加重，能自行缓解，未予重视，2 d前右下肢肿胀明显加重，伴活动受限，下肢造影显示深静脉血栓形成。门诊拟以"右下肢深静脉血栓形成"收治入院，后行"导管溶栓术"，尿激酶溶栓治疗。医嘱：外科护理常规；二级护理；普食；抽血化验凝血功能，q4h。请分析该病人主要护理诊断及护理要点。

**分析：**

1. 主要护理诊断　书写规范如下。

● 焦虑　与担心术后康复有关。

● 舒适度的改变　与置溶栓导管需卧床有关。

● 有出血的危险　与抗凝治疗有关。

● 知识缺乏：缺乏疾病相关知识。

2. 护理要点

（1）静脉采血（图3-12-1）：采集血标本2~3 ml。根据医嘱，病人需化验凝血功能，选用抗凝试管（图3-12-2）。抽血后沿管壁缓慢注入，之后轻摇抗凝试管使血液与抗凝剂混匀，防止血液凝固。穿刺后需延长按压时间，防止皮下淤血。

（2）用药观察：按时、按量予抗凝药口服，使用溶栓药物需加强巡视，严密观察病人皮肤、口腔黏膜是否有出血点，告知病人用药目的、注意事项，教会病人和家属观察方法，如有异常及时报告。

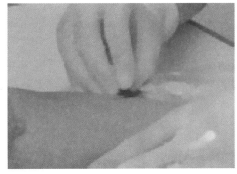

图3-12-1　静脉采血

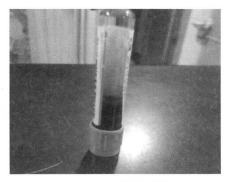

图3-12-2　抗凝试管

**案例二**

李某,女,30岁,高中文化,自由职业。病人主诉近2年有乏力、头痛、食欲缺乏及夜间尿量增多现象;近2个月全身皮肤瘙痒并食欲缺乏、恶心;近3d心悸、气急,不能平卧。病人情绪低落、悲观。查体:体温36.5℃,脉搏100次/分,呼吸32次/分,血压160/95 mmHg;神志清楚,呼吸深大,面色苍白晦暗,轻度水肿;口腔有尿臭味,口腔黏膜有溃疡;双肺底闻及湿啰音;B超检查示:双肾缩小,并行血液检查。门诊拟以"慢性肾衰竭(尿毒症期)"收治入院。医嘱:内科护理常规;二级护理;床边心电监护;予尿常规测定。请分析该病人主要护理诊断及护理要点。

**分析:**

1. **主要护理诊断** 书写规范如下。

● **营养失调:低于机体需要量** 与食欲缺乏、消化吸收功能紊乱、长期限制蛋白质摄入等因素有关。

● **活动无耐力** 与贫血并发高血压,水、电解质和酸碱平衡紊乱有关。

● **有皮肤完整性受损的危险** 与皮肤水肿、瘙痒、机体抵抗力下降有关。

● **有感染的危险** 与机体免疫功能低下有关。

2. **护理要点**

(1)尿标本采集法:护士核对条形码信息正确无误后,把条形码粘贴于一次性小便管上(图3-12-3),并亲自交给病人。告知病人留取12 ml清晨第1次尿液为标本,留取标本后立即拧紧试管盖,置于标本收集处。尽快送检,以免细菌利用葡萄糖繁殖,造成管型破坏、细胞溶解等,影响检验结果准确性。

(2)饮食护理:指导病人高热量饮食,以减少体内蛋白质的消耗,一般每天供应126~146 kcal(30~35 kcal)/kg热量;限制蛋白质的摄入,蛋白质摄入量为0.4 g/(kg·d)。适当增加活动量,加强口腔护理,提供整洁、舒适的进餐环境,烹调时可加用醋、番茄汁、柠檬汁等调料以增强病人食欲。

(3)休息与活动:评估活动的耐受情况,以卧床休息为主,床尾悬挂卧床休息标志(图3-12-4),避免过度劳累。

(4)皮肤护理:评估皮肤的颜色、弹性、温湿度及水肿、瘙痒情况,避免皮肤过于干燥,应以中性肥皂和浴液进行皮肤清洁,修剪指甲,防止抓伤皮肤。

(5)预防感染:采取切实可行的措施预防感染的发生。病室定期开窗通风并空气消毒,各治疗严格无菌操作,加强生活护理。监测病人体温情况,注意有无寒战、疲乏无力、食欲缺乏、尿路刺激征、白细胞计数升高等感染征象。

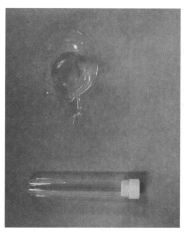
图 3-12-3　尿标本采集用物

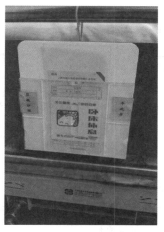
图 3-12-4　卧床休息标志

**案例三**

　　李某，男，46 岁，高中文化，公司职员。病人主诉上腹节律性疼痛反复发作 6 年，每于空腹时腹痛，进食后缓解，有夜间痛。今晨进食 3 块山芋后连续呕血 3 次，总量约 1 200 ml。呕吐物初为咖啡色，后为鲜红色。查体：体温 36℃，脉搏 110 次 / 分，呼吸 22 次 / 分，血压 80/50 mmHg；神志清楚，口唇苍白，中上腹剑突下偏右压痛，腹水征（－）。急诊拟以"十二指肠溃疡并发上消化道大出血伴休克"收治入院。医嘱：内科护理常规；一级护理；床边心电监护；禁食；予粪便常规＋隐血测定。请分析该病人主要护理诊断及护理要点。

**分析：**

1. 主要护理诊断　书写规范如下。

● 体液不足　与上消化道大量出血有关。

● 活动无耐力　与失血性周围循环衰竭有关。

● 恐惧　与消化道大出血有关。

● 有受伤的危险　误吸、窒息，与血液反流入气管有关。

2. 护理要点

（1）粪便标本采集法：

1）用物准备与病人准备：核对医嘱，贴检验单副联于集便盒上（图 3-12-5），核对病人姓名，做好解释。

2）告知病人粪隐血标本留取方法：检查前 3 d 禁食肉、肝、内脏类食物，含大量叶绿素的食物和含铁剂的药物。

3）及时送检，追踪记录检验结果。

（2）病情监测：加强病人出血量评估与对继续或再次出血的判断，持续监测病人生命体征、精神和意识状态，观察皮肤和甲床色泽及肢体温、湿度，准确记录出入量，

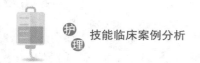 

观察呕吐物及粪便的色、质、量,定期复查的血红蛋白、红细胞计数,动态观察病人心率、血压情况。床旁备用消化道出血急救用物（图 3-12-6）。

（3）休息与活动：嘱病人绝对卧床休息，协助取舒适体位并定时变换体位，注意保暖，治疗与护理操作集中进行。

（4）安全护理：加强巡视，加用床栏预防坠床；呕吐时头偏向一侧，防止窒息，必要时用负压吸引器清除气道内的分泌物、血液，保持呼吸道通畅。

（5）生活护理：协助病人完成个人日常生活活动,协助口腔清洁、皮肤清洁及排泄，呕吐后及时漱口，排便后保护肛周皮肤。

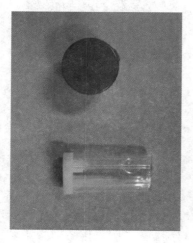
图 3-12-5　粪便采集盒

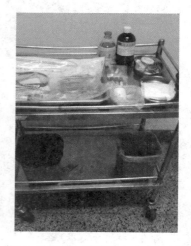
图 3-12-6　上消化道出血急救用物

（黄斯旖　鞠　莹）

# 第四单元

# 垂危病人护理技能

—————————————————>>>>>

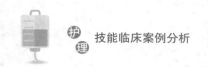

# 项目十三 | 危重病人护理及抢救

## 模块一 危重病人支持性护理

### 案例一

孙某,男,83岁,初中文化,退休工人。病人于入院前1d无明显诱因下出现意识不清伴四肢无力,急诊头颅CT扫描示:左侧额叶、顶叶、颞叶大面积脑梗死;双侧基底节区多发腔梗,老年脑、脑白质变性。拟以"脑梗死"收治入院。医嘱:内科护理常规;一级护理;抗凝、溶栓等补液治疗;留置胃管,鼻饲营养支持。请分析该病人主要护理诊断及护理要点。

**分析:**

1. **主要护理诊断** 书写规范如下。
- **躯体活动障碍** 与偏瘫或平衡能力降低有关。
- **吞咽障碍** 与意识障碍或延髓麻痹有关。
- **语言沟通障碍** 与大脑语言中枢供能受损有关。
- **有废用综合征的危险** 与意识障碍、偏瘫所致长期卧床有关。

2. **护理要点**

(1)鼻饲的护理:

1)输注前,协助病人取半卧位。检查并确认喂养管位置,抽吸并估计胃内残留量。

2)输注鼻饲液速度均匀(图4-13-1),输注前、后用约30 ml温水冲洗喂养管(图4-13-2),避免空气入胃。特殊用药前后约30 ml温水冲洗喂养管,药片或药丸经研碎、溶解后注入喂养管。

3)病情允许者输注后30 min保持半卧位,避免搬动可能引起的误吸。一旦出现呛咳、误吸或呕吐时,应立即取头侧位,及时清除口、鼻腔的分泌物和呕吐物,保持呼吸道通畅。

4)营养液现配现用,粉剂应搅拌均匀,配制后营养液放置在冰箱冷藏,24 h内用完。

(2)用药护理:使用降压药要监测血压变化;使用抗凝药物要观察病人有无皮肤及消化道出血倾向,如黑便、牙龈出血、皮肤青紫瘀斑等。

(3)每2 h协助病人平卧位与侧卧位交替翻身,并放软枕衬垫,预防压疮发生。保持皮肤清洁、干燥。

(4)心理支持与健康指导:指导家属对病人坚持进行语言和肢体功能锻炼,教会正确的鼻饲方法。嘱病人保持乐观、平和的心情，正确对待自己的病情。告诉家属对病人要积极配合和支持，并创造一个良好的身心修养环境，生活中避免对其施加压力。

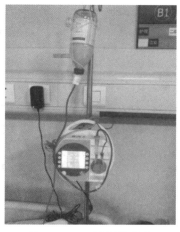

图 4-13-1　鼻饲营养液

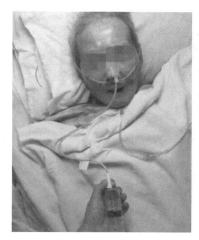

图 4-13-2　温水冲胃管

**案例二**

　　徐某，女，88岁，初中文化，退休工人。病人于20年前无明显诱因下出现反复胸闷、心悸，诊断为冠心病。3d前，胸闷、心悸加重，并伴气促，急诊查B型钠尿肽前体示：12 845 ng/L。拟以"心力衰竭，心功能 IV 级"收治入院。医嘱：内科护理常规；一级护理；心电监护；补液治疗。请分析该病人主要护理诊断及护理要点。

**分析：**

　　1. 主要护理诊断　书写规范如下。

● 气体交换障碍　与左心衰竭致肺淤血有关。

● 体液过多　与右心衰竭致体循环淤血，水、钠潴留，低蛋白血症有关。

● 活动无耐力　与心输血量下降有关。

● 有皮肤完整性受损的危险　与长时间卧床、水肿、营养不良有关。

● 焦虑　与慢性病程、病情反复发作呈加重趋势、担心疾病预后有关。

　　2. 护理要点

　　（1）心电监护（图 4-13-3）：

　　1）准确放置各导联（图 4-13-4），避开伤口、瘢痕，分别放置中心静脉插管、起搏器及电除颤用电极板。调节波幅，根据病情设置检测指标报警界限。

　　2）定期更换电极片及其粘贴位置，及时排除各种干扰，防止电极片脱落。告知病人不要自行移动或者摘除电极片。

　　（2）饮食与休息护理：嘱病人治疗期间绝对卧床，保持病室环境安静，限制探视；

宜选用低脂、低胆固醇、清淡饮食，少量多餐。

（3）鼻导管给氧，氧流量2 L/min。告知病人勿自行调节氧流量。

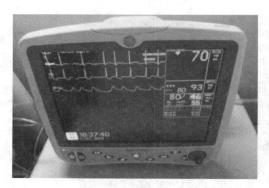 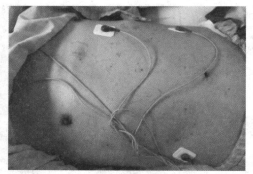

图4-13-3　心电监护　　　　　　图4-13-4　心电监护导联连接

**案例三**

　　林某，男，78岁，高中文化，退休工人。病人于10年前无明显诱因下出现反复胸闷、心悸，诊断为冠心病。2 d前，胸闷、心悸加重，并伴气促，不能平卧，急诊查心电图示：窦性心动过速；短暂性房性心动过速；左心室高电压；ST-T波异常。拟以"冠心病，心律失常，心功能Ⅲ级"收治入院。测得血压182/98 mmHg。医嘱：内科护理常规；一级护理；心电监护；NS 50 ml＋硝酸甘油20 mg/静脉推泵，5 ml/h，补液治疗。请分析该病人主要护理诊断及护理要点。

**分析：**

1. 主要护理诊断　书写规范如下。

● 活动无耐力　与心肌氧的供需失调有关。

● 有便秘的危险　与进食少、活动少、不习惯床上排便有关。

● 沐浴/卫生自理缺陷　与医源性限制有关。

● 焦虑　与担心疾病预后有关。

2. 护理要点

（1）微量泵的使用（图4-13-5）：

1）硝酸甘油静脉推注时需选用避光注射器抽取药液（图4-13-6），并使用避光泵管。如需更改输液速度，应先按停止键，重新设置后再按启动键；更换药液时，应暂停输注，更换完毕复查无误后，再按启动键。

2）严密监测血压变化。

3）每24 h更换微量泵管道及注射器。

（2）饮食与休息：治疗期间严格卧床，保持环境安静，限制探视；宜选用低脂、低胆固醇、清淡饮食，少量多餐。

（3）氧疗护理：鼻导管给氧，氧流量 2 L/min。

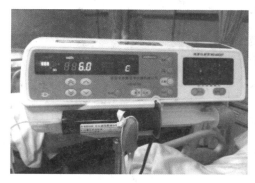

图 4-13-5　微量泵静脉推注

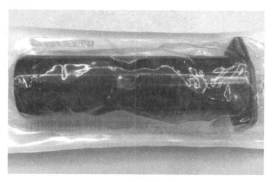

图 4-13-6　避光针筒

**案例四**

谢某，男，67 岁，文盲，农民。病人主诉于 2 个月前出现痰血，无明显脓痰、声音嘶哑、胸背痛等症状。外院胸部 CT 扫描示：右上肺占位，行抗感染治疗 2 周后病灶无缩小。收治入院后，在全麻下行"右肺上叶切除术"。术后胸腔积液持续引流过多，色鲜红；双肺呼吸音粗、痰多、黏稠，不易咳出；血糖过高，维持在 8.8~16.7 mmol/L；持续高热，体温 38.5~39.6℃。测血常规示：白细胞计数 $15.3×10^9$/L；中性粒细胞百分比 85.4%。请分析该病人主要护理诊断及护理要点。

**分析：**

1. 主要护理诊断　书写规范如下。
- 清理呼吸道无效　与病人术后虚弱、咳痰无力有关。
- 有失血性休克的危险　与胸腔引流液过多有关。

2. 护理要点

（1）指导病人合理饮食：严格控制血糖。遵医嘱定时测量血糖，根据血糖值调整降糖药及胰岛素的用量。进食后鼓励病人适当活动，以促进消化及能量代谢。

（2）保持呼吸道通畅：加强雾化吸入（图 4-13-7）及拍背、咳痰。指导病人正确的咳嗽、咳痰方法，以促进痰液有效排出。必要时，行纤维支气管镜吸痰。

（3）严密观察病人生命体征：观察指尖脉搏血氧饱和度及呼吸频率、节律、幅度并及时记录。发现异常立即通知医生处理。做好高热的护理，监测体温，6 次／日，给予物理降温，遵医嘱给予药物降温。嘱病人多饮水、清淡饮食。

（4）保持胸腔引流通畅：定时挤压胸管，防止堵塞。观察胸腔积液的色、质、量，遵医嘱使用止血药，合理调整补液滴速及安排补液顺序。

（5）静脉血采集：遵医嘱及时、正确采集血标本并送检（图 4-13-8），根据化验结果合理用药，并观察用药后效果。

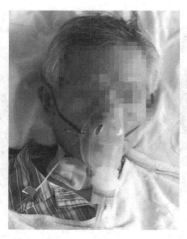
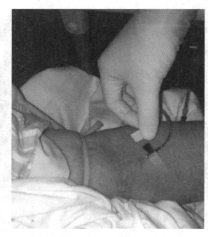

图 4-13-7  雾化吸入          图 4-13-8  静脉血采集

**案例五**

　　李某,男,51岁,初中文化,建筑工人。病人于6h前从高空坠落,即意识不清、烦躁不安,急诊送入院。头颅CT扫描示:左侧额颞硬膜外血肿;脑挫裂伤。即刻在急诊全麻下行"血肿清除术"。术后第3天,病人出现舌根后坠,喉咙有痰鸣音,排痰不顺,血氧饱和度下降,血气分析示:氧分压下降;二氧化碳分压上升。予呼吸机辅助呼吸。术后第4天,病人气管切开,行套管内吸痰。请分析该病人主要护理诊断及护理要点。

**分析:**

　　1. 主要护理诊断　书写规范如下。

● 意识障碍　与颅脑损伤有关。

● 脑组织灌注异常　与术后脑水肿有关。

● 低效型呼吸形态　与舌根后坠有关。

● 清理呼吸道无效　与咳嗽排痰困难有关。

　　2. 护理要点

　　(1)保持环境舒适:将病人安置于安静、清洁、空气新鲜的病室内,室温保持在21℃,相对湿度保持在60%。室内应用加湿器。紫外线定时消毒室内空气,每天按时通风。

　　(2)严密观察:观察意识、瞳孔、呼吸、心率、血压、血氧分压,快速静脉输入脱水剂,降低颅内压时注意观察脱水效果,记录出入量。如有异常及时通知医生。

　　(3)清除呼吸道分泌物:吸痰时要严格遵守操作规程及无菌观念。吸痰动作要轻柔,1根吸痰管只用1次;每次吸痰不超过15s,2次吸痰中间要有一定的间隔时间,吸痰前后应给予高流量氧气吸入。常采用间歇湿化法充分湿化气道,用生理盐水

20 ml、盐酸氨溴索（沐舒坦）注射液 30 mg、糜蛋白酶 4 000 u 配置湿化液，每次吸痰后、行气管插管护理后缓慢注入气管 2 ml。

（4）气管插管护理：

1）移除湿化管和套管下的脏污纱布（图 4-13-9）。

2）严格无菌操作，先用镊子夹取乙醇棉球清洁套管内部（图 4-13-10），再拭去套管外部与伤口周围皮肤的痰痂、血迹和污渍（图 4-13-11）。用开口纱布平整衬垫在套管下方（图 4-13-12）。

3）将湿化液管道置于套管内，妥善固定（图 4-13-13），使湿化液沿套管内壁缓慢滴入气道。用双层湿纱布覆盖插管口（图 4-13-14）。

4）调节气管套管，固定布带的松紧，以能伸入一指为宜。

5）每日 2 次插管护理，注意雾化吸入或吸痰时如致纱布潮湿或污染，均应及时进行更换。

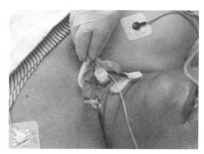

图 4-13-9　移除湿化管和脏污纱布

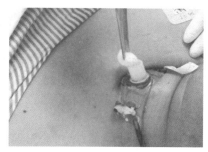

图 4-13-10　清洁套管内部

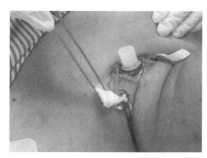

图 4-13-11　清洁套管外部

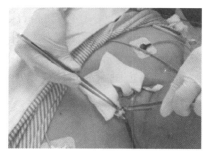

图 4-13-12　衬垫开口纱布

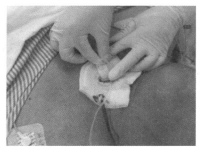

图 4-13-13　固定湿化管布

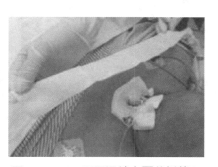

图 4-13-14　双层湿纱布覆盖插管口

**案例六**

潘某,男,44岁,初中文化,自由职业者。病人主诉双肺移植术后3年,咳嗽、咽喉痛3周。外院抗炎治疗效果不佳。门诊收治入院。肺功能测定示:通气功能严重限制性减退伴气道阻塞,弥散功能明显受损。主诉胸闷、行动不便。测指尖血氧饱和度95%;心电监护示:心率122次/分,窦性心律,节律齐,双肺呼吸音粗;测体温39.3℃。医嘱:予吲哚美辛(消炎痛)栓50 mg,肛纳;亚胺培南/西司他丁(泰能)0.5 g + 生理盐水100 ml/ivgtt,q8h;盐酸氨溴索(沐舒坦)150 mg,iv,St!;二羟丙茶碱(喘定)0.25 g,iv,St!;异丙托溴铵(爱全乐)2支喷雾,St!;予双腔鼻导管供氧,5 L/min。请分析该病人主要护理诊断及护理要点。

**分析:**

1. **主要护理诊断** 书写规范如下。

● 低效型呼吸形态 与术后反复气道狭窄有关。

● 清理呼吸道低效 与病人虚弱、咳嗽无力有关。

● 恐惧 与疾病的严重性有关。

2. **护理要点**

(1)监测病人生命体征:给予心电监护(图4-13-15)、末梢血氧饱和度监护,每1~2 h记录病人血压、体温、双肺呼吸音、呼吸形态、节律、皮肤黏膜发绀程度等。

(2)呼吸道管理:遵医嘱给予持续高流量双腔鼻导管吸氧;协助病人拍背咳痰;床边备好有效的负压吸引装置。必要时行床边纤维支气管镜吸痰(图4-13-16);使用抗生素、化痰、平喘药、激素后注意观察用药效果并及时记录。

(3)饮食护理:鼓励病人进食易消化的半流质饮食,勿食用刺激性食物。

(4)心理支持:鼓励家属陪伴,增加病人安全感,提供情感与社会支持。

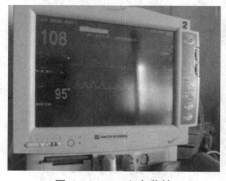

图4-13-15 心电监护

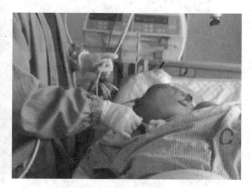

图4-13-16 吸痰术

(彭幼清 蔡 颖 金彩萍 陈黎芸 郭颖达)

## 模块二　危重病人抢救护理

**案例一**

　　沈某，男，75 岁，高中文化，退休工人。病人于 2 d 前无明显诱因下出现咳嗽伴食欲缺乏、乏力，测得体温最高达 39.5℃。急诊查胸部 CT 扫描示：右肺中叶肺炎，右肺上叶毛玻璃样结节影。拟以"肺炎"收治入院。医嘱：吸氧 3 L/min；特治星抗感染，盐酸氨溴索（沐舒坦）化痰等补液治疗。请分析该病人主要护理诊断及护理要点。

**分析：**

1. **主要护理诊断**　书写规范如下。

● 清理呼吸道无效　与胸痛、气管分泌物增多、黏稠及疲乏有关。

● 气体交换障碍　与肺实质炎症，呼吸面积减少有关。

● 体温过高　与肺部感染有关。

2. **护理要点**

（1）吸氧：氧疗装置固定稳妥（图 4-13-17），为病人清洁鼻腔，调节氧流量为 2 L/min，协助病人佩戴双腔鼻导管（图 4-13-18）。若中途改变氧流量，先将氧气管与鼻导管分离，调节好流量后接上，以免损伤肺组织；停用氧时先拔除氧气管再关闭氧气开关。注意用氧安全，做好"四防"：防火、放油、放热、防震。告知病人及家属不可随意摘除吸氧管和调节氧流量。用氧过程中密切观察缺氧状况有无改善、呼吸道是否通畅。持续用氧者每周更换鼻导管 1 次。

（2）高热护理：可采用乙醇擦浴、冰袋等措施物理降温，以逐渐降温为宜，防止虚脱。病人出汗时，及时协助擦汗、更换衣服，避免受凉。

（3）饮食护理：给予能提供足够热量、蛋白质和维生素的流质或半流质饮食，鼓励病人多饮水。

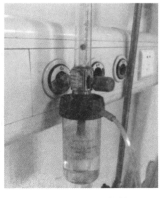

图 4-13-17　**氧疗装置**

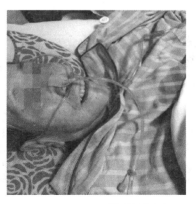

图 4-13-18　**双腔鼻导管吸氧**

**案例二**

刘某，男，92岁，高中文化，退休工人。病人于40年前无明显诱因下出现反复咳嗽、咳痰，诊断为慢性支气管炎。1周前突发意识不清，伴有咳嗽、咳痰，痰液增多、黏稠，不能自行咳出。拟以"慢性阻塞性肺疾病"收治入院。医嘱：内科护理常规；一级护理；心电监护；补液治疗；吸痰，prn。请分析该病人主要护理诊断及护理要点。

**分析：**

1. 主要护理诊断　书写规范如下。
- 气体交换障碍　与分泌物阻塞气道、肺泡呼吸面积减少有关。
- 清理呼吸道无效　与分泌物多而黏稠、气道湿度减低、无效咳嗽有关。
- 活动无耐力　与呼吸困难、氧供与氧耗失衡有关。
- 营养失调：低于机体需要量　与摄入减少、呼吸困难、痰液增多有关。

2. 护理要点

（1）呼吸道管理：

1）氧疗护理：采用持续低流量吸氧，氧流量1~2 L/min，每天持续吸氧15 h以上。

2）吸痰护理：备齐吸痰液用物（图4-13-19），调节吸引器负压数值为0.02~0.04 MPa（图4-13-20）；吸痰前给予高氧流量吸氧；每次吸痰时间不超过15 s；吸痰管插入气道时要夹闭管路，不可带负压插入；若吸痰过程中病人出现发绀、心率减慢，立即停止吸痰并予吸氧。

3）气道护理：痰液黏稠时可采用雾化吸入稀释痰液，定时翻身叩背。

（2）饮食护理：给予高热量、高蛋白、高维生素的饮食，少食多餐，避免进食产气食物，如豆类、马铃薯等。

（3）病人安全的护理：保持皮肤清洁干燥，每2 h协助病人翻身；拉起床档，防止病人坠床。

（4）心理支持：告知家属各项护理措施的重要性，缓解其紧张情绪，取得配合。鼓励家属多陪伴病人，给予病人心理支持。

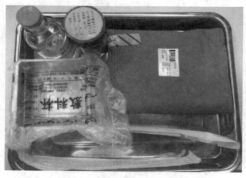

图4-13-19　吸痰盘

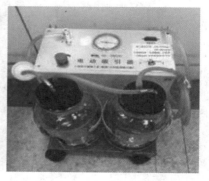

图4-13-20　负压吸痰器

**案例三**

陈某，男，64岁，初中文化，自由职业者。病人主诉6个月前无明显诱因下出现进食欠畅。食管镜检查示：食管癌。门诊收治入院。完善各项检查后于全麻下行"三切口胃代食管癌根治术"，术后颈部伤口红肿，有较多分泌物。予敞开伤口，加强换药。术后胃镜检查示：距门齿21cm见吻合口狭窄。先后予以扩张2次，效果较好。在食管镜下行第3次扩张，手术顺利，返回病房。后病人突然呕血，伴恶心、冷汗，考虑吻合口狭窄扩张后消化道出血，予止血、补充血容量、调节电解质及酸碱平衡。累积呕血量约2000ml。请分析该病人主要护理诊断及护理要点。

**分析：**

1. 主要护理诊断　书写规范如下。

● 有低血容量性休克的危险　与大量呕血有关。

● 恐惧　与大量呕血有关。

● 有窒息的危险　与呕血有关。

2. 护理要点

（1）防误吸：嘱病人立即卧床，大量呕血时，嘱病人禁食，头偏向一侧，防止误吸而引起窒息。

（2）即刻建立静脉通路：遵医嘱予以止血、扩容药物，如酚磺乙胺（止血敏）、垂体后叶素、凝血酶原复合物、浓缩红细胞、血浆等。观察用药后的效果及病人反应。

（3）严密监测病人生命体征：尤其须注意病人呼吸的频率、节律、幅度，并及时记录。

（4）吸氧及负压吸引：给予双腔鼻导管吸氧，床边备负压吸引装置，保持装置完好、随时可用（图4-13-21）。及时倾倒负压引流瓶内血液（图4-13-22），擦拭病人身上及床单位血迹，更换清洁床单及病衣裤，协助漱口，促进舒适。

（5）心理支持：陪伴在病人身边，抢救及时，动作轻巧、不大声喧哗，安抚病人并取得其信任，减轻恐惧感。

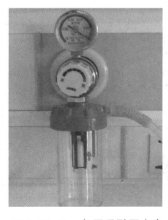

图4-13-21　负压吸引压力表

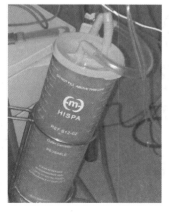

图4-13-22　废液收集袋

**案例四**

单某，男，43岁，小学文化，农民。病人于20年前无明显诱因下出现反复咳嗽、咳痰，诊断为慢性支气管炎。2d前，咳嗽、咳痰加重伴气促、口唇发绀。急诊查血气分析：氧分压43.1mmHg；二氧化碳分压74.2mmHg。拟以"Ⅱ型呼吸衰竭"收治入院。医嘱：内科护理常规；一级护理；心电监护；补液治疗；无创呼吸机辅助呼吸。请分析该病人主要护理诊断及护理要点。

**分析：**

1. 主要护理诊断　书写规范如下。

● 气体交换障碍　与分泌物阻塞气道、呼吸肌疲劳、肺泡呼吸面积减少有关。

● 清理呼吸道无效　与分泌物增多而黏稠、气道湿度减低和无效咳嗽有关。

● 活动无耐力　与呼吸困难、氧供与氧耗失衡有关。

● 营养失调：低于机体需要量　与呼吸困难、摄入减少有关。

2. 护理要点

（1）呼吸机辅助呼吸的护理（图4-13-23）：

1）根据病人病情变化设置呼吸机参数，动态调整呼气气道正压（EPAP）、吸气气道正压（IPAP）、呼吸频率（RR）、潮气量（VT）与自主呼吸/时间控制自动切换模式。

2）每次使用前检查呼吸机管路连接情况，避免破损漏气，保持呼气口通畅，使用过程中检查呼吸机管路及接口是否漏气（图4-13-24）。

3）面罩固定松紧适宜，避免张力过大，引起不适；保护受压部位皮肤，必要时使用减压贴。

4）避免在饱餐后使用呼吸机，一般在餐后1h左右使用；呼吸机使用间歇协助病人翻身、拍背，鼓励有效咳嗽、咳痰，适当饮水。

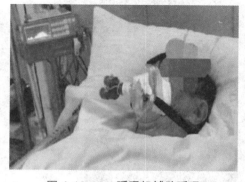

图4-13-23　呼吸机辅助呼吸

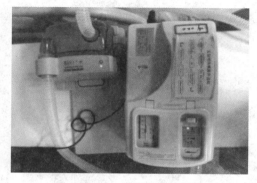

图4-13-24　呼吸机床边固定

（2）心理支持与健康指导：告知病人及家属呼吸机的工作原理与配合事项，指导病人有规律地呼吸，不要张口呼吸。指导病人应用放松、分散注意力和引导性想象技术，缓解紧张和焦虑情绪。

## 案例五

李某，女，32岁，中专文化，职员。病人因"G4P1，孕37+2周，瘢痕子宫，中央性前置胎盘"入院。入院后在腰硬联合麻醉下行"子宫下端剖宫产术"。术中出现宫缩乏力，胎盘部分粘连，出血1000ml，立即给予抗休克抢救措施，缩宫素子宫肌内注射，输全血400ml。见出血仍不能控制，即刻行"单侧子宫动脉栓塞术"，术中、术后共出血2400ml，现予以特级护理。请分析该病人主要护理诊断及护理要点。

### 分析：

1. 主要护理诊断　书写规范如下。

● 组织灌注量不足　与产后出血有关。
● 疼痛　与子宫动脉栓塞术有关。
● 活动无耐力　与出血引起贫血有关。
● 有感染的危险　与产后出血引起贫血，机体抵抗力下降有关。
● 恐惧　与大量出血担心自身生命安全有关。

2. 护理要点

（1）观察：心电监护（图4-13-25），吸氧，密切观察生命体征并及时准确做好记录；注意观察子宫动脉穿刺点有无渗血；评估产妇是否出现休克症状，注意观察其面色、体温与足背动脉搏动情况（图4-13-26）。

（2）引流管妥善固定：安全放置，防止导管扭曲、受压、堵塞、脱落，确保通畅。

（3）协助做好生活护理：口腔护理与会阴护理每日2次；遵医嘱应用抗生素预防感染。监测体温变化，如有发热及时通知医生。

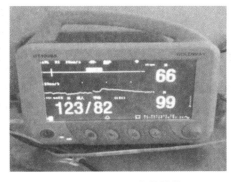

图4-13-25　心电监护仪

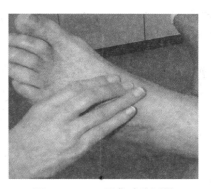

图4-13-26　足背动脉测量

（4）饮食指导:以高热量、高蛋白质、高维生素、易消化饮食为宜,适当进食补血食物,如红枣、阿胶等。

（5）心理护理,及时鼓励、安慰和疏导,向产妇和家属解释、说明各种抢救措施的目的,缓解焦虑与恐惧情绪。

## 案例六

王某,男,58岁,中专文化,公司职员。病人入院诊断:冠心病、急性心肌梗死。主诉胸痛2周未予重视,现饮酒后突发胸痛2h,由急诊平车推入院。查体:神志清;双肺呼吸音清;胸骨中段压榨样疼痛,放射至左肩。心电图示:ST段弓背向上抬高;心肌酶谱显著升高。医嘱:内科护理常规;一级护理;氯吡格雷（泰嘉）300 mg + 阿司匹林/维生素C（拜阿司匹林）300 mg/po, St!;生理盐水50 ml + 单硝酸异山梨酯（欣康）25 mg/微泵静脉推注,5 ml/h, St!。后立即入导管室行"冠状动脉造影术 + 支架术"。请分析该病人主要护理诊断及护理要点。

分析:

1. 主要护理诊断　书写规范如下。

● 心输出量减少　与冠状动脉堵塞有关。

● 疼痛（胸痛）　与心肌缺血缺氧有关。

● 恐惧　与持续胸痛产生濒死感有关。

● 活动无耐力　与心肌缺血缺氧有关。

● 知识缺乏:缺乏疾病相关知识。

2. 护理要点

（1）观察:遵医嘱给予一级护理,告病重,心电、血压、氧饱和度监护（图4-13-27）,密切监测生命体征的变化,如有异常及时通知医师。

（2）用药护理:建立至少2条静脉通路,备齐抢救物品（图4-13-28）。遵医嘱准确、及时使用扩张冠状动脉药物、抗凝血、极化液等药物,控制补液速度,以20滴/分为宜。观察药物疗效,做好用药指导。

（3）休息、吸氧:嘱病人绝对卧床,减少活动,遵医嘱给予双腔鼻导管供氧,流量为2 L/min,观察吸氧疗效。

（4）做好冠状动脉支架术前准备:左手留置针,更换清洁病衣裤,术前用药等。

（5）冠状动脉支架术前宣教:告知手术过程及注意事项,并且做好心理护理,消除恐惧心理。

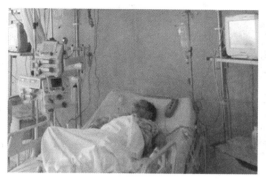

图 4-13-27　**心电监护**

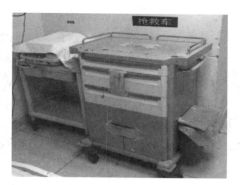

图 4-13-28　**抢救车**

---

### 案例七

　　任某，女，85岁，初中文化，退休工人。病人于4 d前无明显诱因下出现胸闷不适，伴明显乏力，伴双下肢轻度水肿，胸闷位于胸前区。急诊心电图检查示：窦性心动过缓；Ⅲ度房室传导阻滞；ST段异常。拟以"冠心病，Ⅲ度房室传导阻滞，心功能Ⅳ级"收治入院。医嘱：内科护理常规；一级护理；心电监护；补液治疗。入院后突发心搏骤停，立即给予除颤。请分析该病人主要护理诊断及护理要点。

---

**分析：**

1. 主要护理诊断　书写规范如下。

● 活动无耐力　与心律失常导致心输出量减少有关。

● 焦虑　与心律失常反复发作、疗效欠佳有关。

2. 护理要点

（1）配合抢救，建立静脉通路：备好抗心律失常药物及其他抢救药品、除颤器等。保持呼吸道通畅，必要时给予吸痰（图4-13-29）。

（2）除颤仪的使用（图4-13-30）：协助病人取仰卧位，放置电极板部位应避开瘢痕、伤口；除颤时，嘱所有人不得接触病人及病床；除颤后，观察心电示波，及时评估除颤效果，观察有无不良反应。

（3）氧疗护理：给予持续低流量吸氧，氧流量为2 L/min。

（4）皮肤护理：予气垫床，协助病人翻身、拍背，注意尽量避免左侧卧位，勿加重心脏负担。

（5）环境设置：抢救时拉窗帘，保持病室内安静，避免影响其他病人。

（6）心理支持：告知家属抢救措施的目的与必要性，尊重家属意愿；鼓励其对病人要积极配合和支持，并创造一个良好的康复环境。

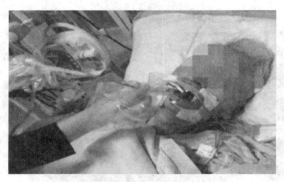

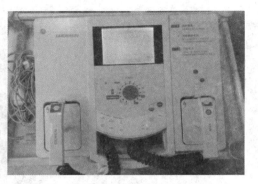

图 4-13-29　吸痰术　　　　　　　　　图 4-13-30　除颤仪

## 案例八

孙某，女，43 岁，初中文化，工人。病人因 "20 min 前误服敌敌畏 15 ml" 急诊入院治疗。查体示：嗜睡状，大汗淋漓，全身皮肤湿冷，无肌肉阵颤，双侧瞳孔直径 2~3 mm，对光反射存在；体温、脉搏、呼吸、血压基本正常；双肺呼吸音较粗。实验室检查：白细胞计数 $14.2 \times 10^9/L$；中性粒细胞百分比 93%，余未见异常。诊断为急性有机磷农药中毒。医嘱：2% 碳酸氢钠水洗胃；阿托品 10 mg，iv，共 3 次；山莨菪碱 10 mg，iv，St!；碘解磷定 1g，iv，St!。请分析该病人主要护理诊断及护理要点。

**分析：**

1. 主要护理诊断　书写规范如下。
- 意识状态改变　与嗜睡有关。
- 有中毒的危险　与口服敌敌畏有关。
- 有体液失调的危险　与大量出汗有关。
- 无能性家庭应对　与家属对急诊环境与制度不了解，对诊疗过程不熟悉有关。

2. 护理要点

（1）洗胃术（图 4-13-31）：

1）给意识不清的病人洗胃时，采用去枕平卧，头偏向一侧，防止分泌物误吸。

2）严格掌握每次的灌洗量，即 300~500 ml。要注意饮入量与吐出量大致相等。

3）向胃内置入导管应轻柔敏捷熟练，并确认导管已进入胃内（以抽出胃液最为可靠）后开始灌洗，切忌将导管误入呼吸道而进行灌洗。置管时如出现剧咳、呼吸急促或发绀、挣扎表明导管误入气道，应迅速拔出重新插管。

4）洗胃中密切观察病情变化，配合抢救。若出现腹痛或吸出血性液体、血压下降等症状，立即停止洗胃，并通知医师，积极处理。

5）电动洗胃机（图 4-13-32）洗胃时，应保持吸引器通畅、不漏气、压力适中。

（2）用药护理：使用阿托品要监测心率变化；碘解磷定需避光储存，且该药在碱性溶液中易水解为氰化物，故忌与碱性药物配伍，溶时可加温（40~50℃）或振摇。

（3）病情观察:严密观察病情，给予补液支持等治疗，尤其须注意病人是否发生低血钾等情况。

（4）心理支持:指导家属相关注意事项。嘱病人保持平和的心情，正确对待病情。告诉家属对病人要积极配合和支持，并创造一个良好的身心修养环境，生活中避免对其施加压力。

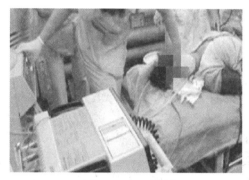

图 4-13-31　洗胃术

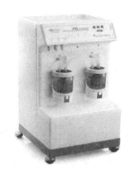

图 4-13-32　电动洗胃机

**案例九**

殷某，男孩，4岁，体重 5.1 kg，身高 40 cm。病儿 4 月前出现指端、口唇发绀。外院彩超检查示:先天性心脏病，即单心室、二尖瓣闭锁、左侧冠状动脉起源于肺动脉、卵圆孔未闭。病儿胃纳一般，有吃吃停停现象，哭吵严重时口周发绀加重。此次来院就诊，门诊拟以"复杂先天性心脏病"收治入院。入院后完善相关检查。在全麻下行心导管检查。术后病儿出现呼吸抑制，予皮囊加压呼吸，急插管后转入 PICU 治疗。请分析该病儿主要护理诊断及护理要点。

**分析:**

1. 主要护理诊断　书写规范如下。

● 活动无耐力　与病儿心功不全能有关。

● 皮肤完整性受损　与病儿手术伤口有关。

● 低效型呼吸形态　与麻醉后病儿呼吸形态改变有关。

● 自主呼吸受损　与病儿自主呼吸消失有关。

● 知识缺乏:缺乏心导管术相关知识。

2. 护理要点

（1）评估心肺情况:病儿为青紫型先天性心脏病，应适当给予氧疗;月龄较小，加之麻醉，容易对其呼吸形态引起改变，故术后应加强对呼吸的评估，有变化时予及时对症处理。评估病儿心功能情况，正确、合理饮食，保持进出平衡。指导家属安抚病儿，避免剧烈哭吵。

（2）急救护理：急救时动作迅速，及时通知医生，紧密配合。根据病情需要准备急救物品（图 4-13-33）。予人工辅助呼吸，有效挤压呼吸皮囊（图 4-13-34）。

（3）记录：执行口头医嘱前向医师复述，确认无误后再执行；抢救结束后及时补全抢救记录。

（4）伤口护理：指导伤口按压方法，用 3 根手指或使用拇指持续按压 2 h，按压力度以皮肤下陷为宜；按压过程中及时评估，有出血及时更换敷料。

（5）对病儿家属进行心导管术宣教：告知家属手术过程；术后 6 h 禁食水。告知家属 PICU 探视规定等注意事项。

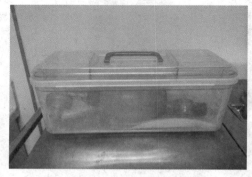

图 4-13-33　呼吸皮囊备用状态

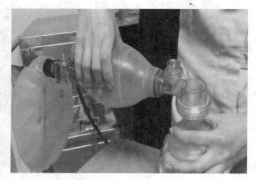

图 4-13-34　呼吸皮囊使用方法

（蔡　颖　金彩萍　朱宏艳　陈佳洁　顾慧萍　郭颖达）

# 项目十四 | 临终病人护理

## 模块一 临终关怀

**案例**

李某，男，73岁，大学本科，退休教师。病人在家中突发意识不清来院就诊，急查头颅CT扫描显示：右侧基底节区出血，出血量约130ml；脑部中线结构左移。测得血压190/90mmHg，微量法测血糖：7.2mmol/L，诊断为脑出血、高血3级，收治入院。病人既往有高血压病史10余年，脑梗死病史1年，后遗症有右侧肢体偏瘫、活动不利。入院后医嘱：甘露醇、甘油果糖脱水，降颅内压；醒脑静改善脑代谢等治疗。后病情未见好转，继而出现双侧瞳孔散大、对光反应消失、鼾式呼吸、尿量减少等症状。请分析该病人主要护理诊断及护理要点。

**分析：**

1. **主要护理诊断** 书写规范如下。

● 意识障碍 与颅内血凝块影响脑部血供有关。

● 脑组织灌注异常 与颅内压升高、脑部血供不足有关有关。

● 脑疝形成 与出血量大，难以控制有关。

● 健康维持无效 与脑出血无法控制有关。

2. **护理要点**

（1）观察：动态观察生命体征、神志、意识状态、瞳孔的变化（图4-14-1）。双侧瞳孔散大表明脑疝形成，遵医嘱积极使用药物治疗。

（2）促进舒适：维持有效低坡卧位，维持病人肢体功能位，保证其舒适、安静的治疗环境，做好各项基础护理、导管护理。持续低流量吸氧，防止舌根后坠、窒息。

（3）心理支持：安抚、陪伴病人（图4-14-2），同时做好家属的心理疏导工作，帮助家属面对病人即将离去的现实。

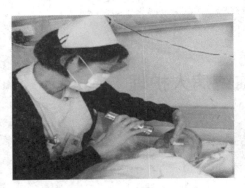

图 4-14-1　观察瞳孔

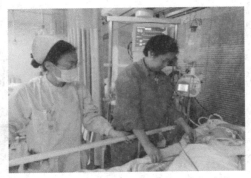

图 4-14-2　安抚病人

（范　青）

## 模块二　死亡病人护理

**案例一**

　　张某,女,22岁,在校大学生。病人车祸后头面部、腹部及四肢损伤伴意识不清,持续时间不详。急诊入院后即行"去骨瓣＋颅内血肿清除术"。后腹腔CT复查示:大量腹水,在全麻下行"剖腹探术"。术后病人呈昏迷状态,双侧瞳孔等大等圆,对光反射消失,呼吸机辅助通气,头部引流管通畅引流出红色血性液体,腹腔引流管通畅,引流出红色血性液体。术后第2天突发血压下降,呼吸骤停,经积极抢救无效,宣布临床死亡。请分析如何做好该病人的尸体护理。

**分析:**

1. 主要护理诊断　书写规范如下。

● 绝望　与丧亲者无法面对有关。

2. 护理要点

（1）填写识别卡:经医生确认病人死亡后方可进行尸体护理,填写尸体识别卡3张,准备尸体护理的用物（图4-14-3）。

（2）清洁护理:请家属暂时离开病房,用床帘遮挡。撤去呼吸机管道、静脉通道、头部引流管和腹腔引流管,清洁伤口并更换敷料,使用松节油拭去胶布印。清洁病人面部,闭合口、眼,填塞孔道,清洁病人身体,穿衣裤。

（3）固定识别卡:分别在遗体右手腕部、胸前尸单处、尸屉外面固定尸体识别卡各1张。

（4）物品处理:清点病人遗物交给家属,整理床单位,进行终末消毒。整理病历,办理相关手续,填写死亡证明单等（图4-14-4）。

（5）丧亲者护理:安抚家属，做好家属的丧亲心理护理，指导病人家属领走遗体等事宜。

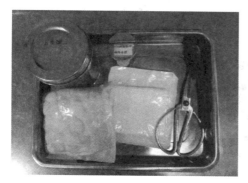

图 4-14-3　**尸体护理用物**

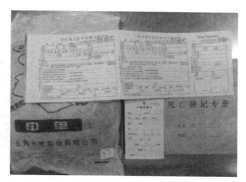

图 4-14-4　**死亡证明单**

### 案例二

孟某，男，53 岁，高中文化，自由职业。病人患慢性乙肝 20 余年，3 d 前出现腹部不适，解鲜血便 200 ml 左右，5~6 次 / 天，伴乏力、头晕，无心慌。急诊拟以"乙肝肝硬化失代偿期，上消化道出血"收入监护室。查体:皮肤、巩膜黄染，见肝掌、蜘蛛痣;腹部彭隆明显，移动性浊音（＋）。医嘱:一级护理;心电监护;禁食;胃镜下止血＋药物止血。保肝、输血等对症治疗后效果不佳，病人仍反复呕血、便血，经抢救无效，于入院后第 3 天临床宣布死亡。请分析如何做好该病人的尸体护理。

**分析:**

1. 主要护理诊断　书写规范如下。

● 绝望　与丧亲者无法面对现实有关。

2. 护理要点

（1）隔离物品准备:医生开出死亡通知，并得到家属许可后，护士须穿戴隔离衣服手套，做好自身防护，备齐尸体护理用物（图 4-14-5），即刻进行尸体护理。

（2）清洁护理:使用消毒液擦洗病人的尸体，并用消毒液浸泡的棉球填塞各孔道，尸单包裹尸体后装入防水密封袋中（图 4-14-6），系好传染标志，用专用密封车运送，并尽快火化。

（3）固定识别卡:确认尸体无误后，尸体识别卡分别放置在死者右手腕部、尸体腰部的尸单上和停尸屉外。

（4）处理床单位:紫外线照射消毒 30 min 后，拆下床单、被套、枕套等，再次紫外线照射消毒 30 min;用 1 000 mg/L 有效氯溶液擦拭床垫窗栏及床单位周围物品。拆下的床单、被套、枕套等用过氧乙酸浸泡后用专用容器送洗。

（5）丧亲者护理:安慰丧亲者面对现实，鼓励其宣泄感情，劝导和协助死者家属

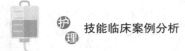 

对死者做出感情撤离。

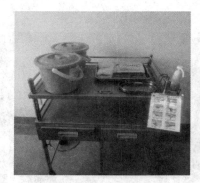

图 4-14-5　**尸体护理车**

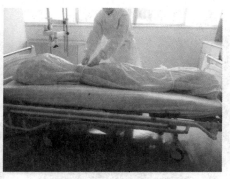

图 4-14-6　**尸体护理**

（陈黎芸　贾　云）

# 第五单元

# 护理相关文件记录

————————————————————————>>>>>

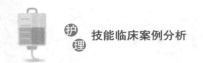

# 项目十五 | 病 历 管 理

### 案例一

洪某，女，83岁，初中文化，退休工人。病人于60余年前无明显诱因下出现反复双下肢水肿，可自行消退，查血肌酐增高，诊断为糖尿病肾病。1周前，病人水肿有所加重，面部及下肢均水肿明显，同时有尿频、尿急，急诊拟以"慢性肾功能不全急性加重"收治入院。医嘱：内科护理常规；二级护理；补液治疗。请分析该病人病历书写管理要点，完成住院病人病历排列和出院病人病历排列。

**分析：**

1. **主要护理诊断** 书写规范如下。

● 组织灌注量改变 与肾脏疾病有关。

● 潜在并发症：肾衰竭。

2. **病历书写管理要点**

（1）一份完整的病历包括：病程记录单、医疗告知单、化验报告单、检查报告单、医疗告知单、医嘱单、体温单、护理记录单、护理告知单、入院通知书（图5-15-1）。

（2）存放：病历统一存放于病历车内（图5-15-2），病历车定点放置于护士站内。

（3）填写：病历书写须使用蓝黑笔，不得随意涂改，保证记录清晰可辨。

（4）保存：出院病历经科内审核后统一送至病历室保存。

3. **住院病人病历排列顺序** 体温单—医嘱单—病程记录单—化验报告单—医疗告知单—护理记录单—护理告知单—入院通知书，各单按页数倒序方式排列。

4. **出院病人病历排列顺序** 病历首页—入院通知书—病程记录单—化验报告单—检查报告单—医疗告知单—医嘱单—体温单—护理记录单—护理告知单，各单按页数正序方式排列。

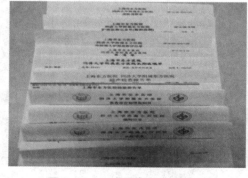

图5-15-1 **病历内页按序排列**

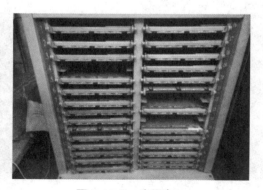

图5-15-2 **病历车**

**案例二**

江某，男，75岁，高中文化，退休。因"体检时发现主动脉夹层，病史1d"入院。入院后完善相关检查，诊断明确，在全麻下行"左肱动脉穿刺主动脉造影＋股动脉探查＋动脉吻合术＋主动脉夹层带膜支架腔内修复术"。医嘱：外科护理常规；一级护理；低盐、低脂饮食。术后予以抗感染、消肿治疗，治疗7d后该病人出院。请分析为该病人整理出院病历的要点，完成该病人住院期间病历排列。

**分析：**

1. 主要护理诊断　书写规范如下。

● 知识缺乏：缺乏手术后护理知识。

● 焦虑　与对手术的结果担忧有关。

2. 出院病历整理要点

（1）填写：住院病历的体温单、医嘱记录单，特别护理记录单，由护士逐日逐次填写，麻醉记录单由麻醉护士或麻醉医师填写，其余均由经治医师填写。所有记录应由住院医师每日检查，主治医师巡诊时检查，以提高病历质量。

（2）检查报告等：住院病历的各种检查报告单及会诊记录单等先由护士夹在住院病历体温单之前，待病历室巡诊后，由经治医师排入病历有关项内。

（3）出院病人病历排列：由住院医师或实习医师填写病历首页，并经主治医师或科主任审签，由护士长或办公室护士按出院病历排列次序整理后送结账处，由病历室去结账处收取。

（4）保存：病人医嘱需放入病历夹之后暂时保存于病历车，病历车需带锁；之后交由病史室统一保管。

3. 病历排列次序（图 5-15-3）

（1）体温单，按日期先后倒排。

（2）医嘱记录单，按日期先后倒排。

（3）入院记录，入院病历。

（4）诊断分析及诊疗计划。

（5）病程记录，按页数次序顺排，包括计划治疗内容。手术病人须排列麻醉记录单（按病程记录次序顺排）、手术记录单（按病程记录次序顺排）、手术后记录（即手术后病程记录，排在该次手术记录后；如再有手术，应按先后顺序接在后面）。

（6）特殊病情及特殊治疗记录单，按日期先后顺排。

（7）会诊记录单，按会诊日期先后顺排。

（8）X线透视及摄片检查报告单，按检查日期先后顺排。

（9）病理检查报告单，按检查日期先后顺排。

（10）特殊检查报告单，包括心电图、超声、放射性核素、CT、磁共振成像等，按检验日期先后顺排。

（11）检验记录单，按页码次序顺排；自上而下浮贴于专用纸左边（图 5-15-4）。

（12）中医处方记录单。

（13）特别护理记录单，正在进行特别护理时放在特护夹内。

（14）病历首页。

（15）住院证，贴于病历首页反面的左上方，由接诊室贴。

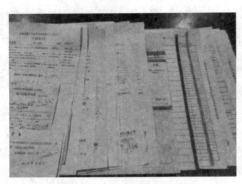

图 5-15-3　病历排列次序

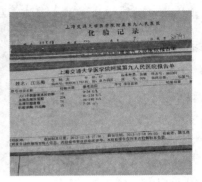

图 5-15-4　粘贴检验单

（蔡　颖　黄斯旖）

# 项目十六 | 护理相关文件书写

**案例一**

　　张某，女，48岁，高中文化，职员。右乳疼痛半年，发现右乳肿块3月，B超检查示：右乳上方不均质结节，入院后完善各项检查后病人在静脉麻醉下行"右乳肿块切除术＋冰冻"。冷冻切片检查示：右乳腺样囊性癌，大小约为 2 cm×1.5 cm，即刻行"右乳癌改良根治术"。术后伤口敷料覆盖，胸带包扎，伤口扁平管两根接负压瓶，右侧患肢有疼痛感，给予枕头垫高，给予和宜止血、尼松止痛。请分析该如何做好该病人护理记录。

**分析：**

1. 主要护理诊断　书写规范如下。

● 疼痛　与术口伤口有关。

● 焦虑　与担心疾病发展及身体不适有关。

2. 护理文件书写要点

（1）书写要点：新进病人需完成一般护理记录单首页（图 5-16-1）、一般护理记录单、告住院病员书、体温单（图 5-16-2）等记录，以保证病史记录完整，做到有据可循。书写时要客观、真实、准确、及时、完整、规范，使用医学术语，字迹清晰，表述正确，语句通顺，标点正确。

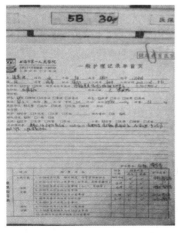

图 5-16-1　**一般护理记录首页**

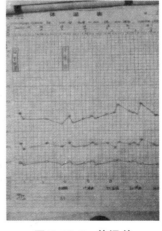

图 5-16-2　**体温单**

（2）记录:术后病人一般护理记录单连续 3d 记录生命体征、神志、皮肤情况、导管、饮食、护理指导等情况;体温单记录引流量。凡是给予病人的各类护理措施、宣教均应进行记录。病人病情发生变化要及时记录。

（3）知情同意:进行牵涉病人人身安全和经济利益等诊疗活动之前,必须告知病人并征得同意签名,如医疗告知书、手术同意书,病人自愿自费使用一次性医用材料告知书等。

（4）出院文档处理:需在病人出院前将医嘱单、各项粘贴报告单及时从计算机中打印出来,置于该病人病历文件夹内,确保病历完整。病历资料需妥善保存。

### 案例二

侯某,女,63 岁,大学本科,离休干部。病人因"反复咳嗽、咳痰 3 年余,加重伴气急 10 d"来院就诊。拟以"间质性肺炎特发性肺纤维化,I 型呼吸衰竭"收入 ICU 治疗。医嘱:特级护理;无创呼吸机辅助通气;半流质饮食;留置导尿;予抗感染、化痰平喘治疗。治疗后,病人气急未见明显好转,人 - 机对抗严重,腹胀明显,予以禁食。病人及家属担心有创伤,拒绝气管插管、留置胃管,拒绝使用约束。病人全身皮肤完整,使用气垫床,自由体位。请分析该病人主要护理诊断、护理要点,并说明护士如何做好危重护理记录单记录。

**分析:**

1. 主要护理诊断　书写规范如下。

● 气体交换受损　与肺部炎症引起呼吸面积减少有关。

● 焦虑　与病人及家属担心治疗造成创伤,引起身体不适有关。

● 知识缺乏:缺乏无创呼吸机人 - 机配合的相关知识。

● 有受伤的危险　与病人卧气垫床,自由体位易发生坠床有关。

2. 护理要点

（1）密切观察病人的心率、血压、氧饱和度及血气分析结果。

（2）指导病人正确的无创呼吸机的使用方法,嘱其呼吸频率与呼吸机保持同步,避免发生人 - 机对抗,保证呼吸机使用的有效性。指导病人正确的咳嗽、咳痰方法;按时翻身、拍背,帮助其排痰。

（3）指导病人及家属了解疾病的治疗方法和目的,解释治疗操作的必要性,取得病人及家属的谅解和配合。

（4）病历书写与管理要点:

1）病人入院后责任护士根据"住院病人观察评估单"（图 5-16-3）进行评估,并按规范填写,落实各项安全措施并实时跟踪记录。

2）按规范填写"危重护理记录单",依次填写时间、神志、体温、心率、呼吸、血压、氧饱和度、出量、入量、病情观察评估、护理措施和效果评价,并由责任护士签名（图 5-16-4）;规范填写各类告知书,以及体温单、皮肤观察单等护理记录

（图 5-16-5 ）。

3）通过重症监护临床信息系统，在床旁填写各项电子记录，及时记录病情变化（图 5-16-6 ）。

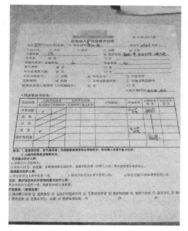

图 5-16-3　住院病人观察评估单

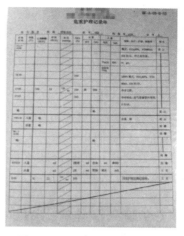

图 5-16-4　危重护理记录单

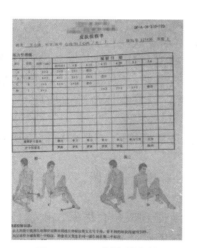

图 5-16-5　皮肤观察单

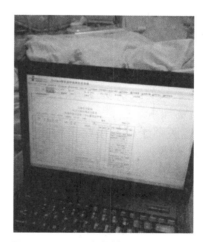

图 5-16-6　重症监护临床信息系统

**案例三**

王某，男孩，10 岁。病儿 9 d 前无明显诱因下发热，于当地医院接受抗感染、对症支持治疗，完善检查，并应用丙种球蛋白 12 瓶（具体剂量不详）治疗，效果不佳，体温未控制。拟以"发热原因待查，川崎病可能"收治入院。入院查体：体温 38.1℃，脉搏 100 次 / 分，心率 25 次 / 分，血压 120/60 mmHg，氧饱和度 100%；全身斑丘疹，压之不褪色，个别皮疹破溃；双颈部可及数个肿大淋巴结，

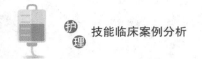

活动度可,无压痛、粘连;眼睑无水肿,眼球活动好,结膜充血,巩膜无黄染,角膜清;舌质红可见舌苔脱落,口唇黏膜红肿,有破溃;口腔黏膜充血,有破溃,咽喉壁可见淋巴滤泡样改变;软腭及咽弓处有白膜覆盖。心脏彩超检查示:冠状动脉无明显增宽,余心内结构大致正常,左心收缩功能正常范围。医嘱:美林药物降温;人免疫球蛋白28g,iv,St!请分析该病人主要护理诊断、护理要点,以及临时医嘱处理要点。

**分析:**

1. 主要护理诊断 书写规范如下。

● 体温过高 与疑似川崎病有关。

● 皮肤完整性受损 与皮疹破溃有关。

● 潜在并发症:冠状动脉扩张。

2. 护理要点

（1）发热护理:监测体温,发热时给予冰贴(图5-16-7),遵医嘱给予药物降温;嘱家属多喂水,保证热量供给,提供富有营养、多维生素、易消化饮食。及时更换潮湿的衣服、床单;保持口腔卫生,促进病儿舒适,防止受凉。保持环境安静,确保病儿有足够的休息和睡眠。

（2）皮肤护理:观察全身红斑情况,详细记录皮肤受损程度,如范围、大小等;帮助病儿剪短指甲,防止抓伤皮肤;进行各项操作时动作轻柔。每日擦身2次,每周洗澡1次,保持皮肤清洁、干爽。每日涂擦外用皮肤药,保持衣服、床单清洁、柔软、无刺激。嘱家长勿给予易过敏的食物,如海鲜等,饮食宜以温凉流质或半流质为主,避免口腔溃疡加重。

（3）遵医嘱予以抗溃疡药物喷涂治疗,促进黏膜愈合。严密执行隔离制度,预防发生防交叉感染。

（4）做好出院宣教,定期门诊随访。复查心彩超、心电图,发现异常及时处理。

3. 临时医嘱处置要点

（1）医生开出临时医嘱后,文员或责任护士整理成执行医嘱,由责任护士负责对执行医嘱和原始医嘱进行核对,对医嘱有任何的疑问,必须向医师询问清楚方可执行。

（2）执行医嘱前向病人和家属做好解释工作,评估病人情况,如有疑义需及时向床位医生反映。

（3）执行医嘱前必须进行"三查七对",输注血液制品需检查病儿家属是否签署过输血治疗同意书,是否进行过相关化验检查。

（4）执行后需在原始医嘱上签名,并记录执行时间(图5-16-8)。临时医嘱执行过程中和执行后观察病儿情况,如有异常,及时告知医生。

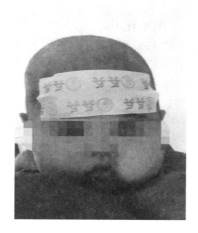

图 5-16-7　物理降温

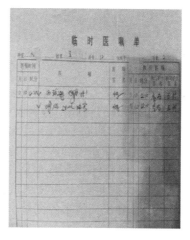

图 5-16-8　执行临时医嘱后签字记录

## 案例四

　　吴某，女，77 岁，小学文化，职员，退休。病人 17 年前出现"三多一少"症状，偶有视物模糊，自测空腹血糖 12.8 mmol/L，诊断为糖尿病，予降糖药物控制。曾多次住院，给予营养神经、活血化瘀药物对症治疗。近 3 个月来，病人因疲劳而致血糖水平波动较大，有时空腹血糖 10 mmol/L，并感四肢乏力明显，肢端、背部麻木、刺痛，视物模糊，并有眼底出血，自服维生素及中药后好转。2 周前有双下肢踝部水肿，服用利尿药后好转。目前口服降糖药和胰岛素控制血糖。今为进一步治疗，拟以"2型糖尿病，糖尿病神经病变，视网膜病变，心血管病变，肾脏病变"收治入院。医嘱：内科护理常规；二级护理；少盐、低脂、优质蛋白、糖尿病饮食；严格控制血糖、血脂、血压；应用营养神经药物，改善供血；对症治疗，缓解疼痛、视网膜病变症状；抗凝、利尿治疗。请分析该病人主要护理诊断、护理要点，以及长期医嘱处理要点。

　　1. 护理诊断　书写规范如下。

● 疼痛　与神经细胞糖醇代谢紊乱及血液循环障碍有关。

● 营养失调：低于机体需要量　与血糖高引起代谢紊乱有关。

● 体液过多　与低蛋白血症导致的水、钠潴留有关。

● 有受伤的危险　与糖尿病视网膜病变引起的视物障碍有关。

　　2. 护理要点

　　（1）嘱病人卧床休息，适当垫高下肢，减轻压力；协助局部按摩，缓解疼痛。

　　（2）制定合适的饮食计划，保证总热量的摄入。观察并记录血糖及体重的变化，及时调整饮食结构和种类。鼓励适当活动以增加营养物质的代谢和作用，增强食欲。

　　（3）遵医嘱使用降糖降压利尿等药物，并观察有无药物不良反应。

　　（4）及时观察病人生命体征、尿量变化等并做好记录。遵医嘱正确留取各种血尿标本，及时送检。

（5）嘱病人避免外出，外出检查时有陪护（图 5-16-9），走动时在旁搀扶；嘱病人下床活动时穿防滑鞋，地面保持干燥，避免积水。遵医嘱使用药物，改善视网膜病变症状，无意外事件发生。

3. 长期医嘱处理要点（图 5-16-10）

（1）接到长期医嘱后首先检查医嘱开具是否规范：

1）长期医嘱单内容应包括病人姓名、科别、住院病号或病历号、页码、起始日期和时间、长期医嘱内容和医师签名（全名）。

2）无处方权的医师开医嘱后，应由上级医师审查并签全名于斜线上方，不准代签。

3）药物写全名，两种以上药物组成一项医嘱，如只停用其中一种药物时，应全停止此项医嘱后，再重开其他未停药物。

（2）转抄医嘱：用汉字，外文一般限于拉丁文或英文书写，统一用蓝墨水书写。字迹要清晰，不得潦草。执行医嘱后及时记录执行时间并签名。

（3）医嘱不得任意涂改，某项医嘱因特殊原因更改或作废时，如尚未执行的医嘱，用红墨水笔在医嘱的第 2 个字上开始重叠书写"作废"或写"DC"，并有医师签名。

（4）更改医嘱时，应先停止原医嘱后再重开医嘱，若有异常及时与医生沟通。

（5）每周与护士长共同核对长期医嘱 1 次，防止差错。

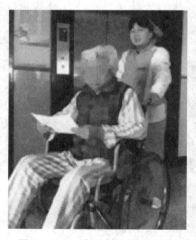

图 5-16-9　在陪护下进行检查

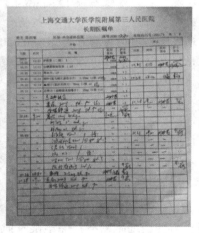

图 5-16-10　长期医嘱单

### 案例五

王某，男，56 岁，初中文化，司机。病人于 10 年前出现多饮、多食、体重减轻，经当地医院检查确诊为糖尿病。当时空腹血糖 11.2 mmol/L，餐后 2 h 血糖 17 mmol/L，给予口服阿卡波糖（卡博平）、格列吡嗪。半年间症状时轻时重，血糖控制不理想，后改为胰岛素注射治疗至今。3 年前并发高血压、脑血栓，口服氨氯地平降压，肠溶阿司匹林抗凝治疗。今年开始出现双下肢水肿，逐渐加重，为控制病情来院治疗。入院时病人主诉乏力、食欲缺乏、双下肢水肿。查体:面色偏黄，皮肤干燥，眼睑轻度水肿，双下肢中度水肿;体温38.4℃，脉搏90次/分，心率22次/分，血压150/100 mmHg。实验室检查:空腹血糖7.5 mmol/L;尿糖+++;尿白蛋白11 200 mg/L。拟以"2型糖尿病，糖尿病肾病"收治入院。医嘱:内科护理常规;二级护理;少盐、低脂、优质蛋白、糖尿病饮食;加强休息，调整胰岛素用量;对症治疗，利尿消肿;降压治疗，控制血压水平。请分析该病人主要护理诊断、护理要点，以及体温单绘制要点。

**分析:**

1. 主要护理诊断　书写规范如下。

● 体液过多　与低蛋白血症导致的水、钠潴留有关。

● 营养失调:低于机体需要量　与胰岛素分泌不足引起代谢紊乱有关。

● 有皮肤完整性受损的危险　与高度水肿有关。

● 有感染的危险　与血糖增高、脂质代谢紊乱、营养不良和微循环障碍有关。

2. 护理要点

（1）嘱病人卧床休息，予以低盐、优质蛋白饮食，遵医嘱使用降糖、降压、利尿药物，及时留取血尿标本。

（2）观察并记录:观察病人生命体征、血糖及体重变化，及时指导病人调整饮食结构及种类。鼓励适当活动以增加营养物质的代谢和作用，增加食欲。

（3）皮肤护理:水肿部位避免局部长时间受压和摩擦，定时观察和按摩易发生皮肤受损的部位，适当抬高肢体，加快静脉回流以减轻水肿。

（4）预防感染:注射胰岛素时局部皮肤严格消毒;观察有无与感染有关的症状和体征，及早发现处理;加强营养，增强机体抵抗力;监测体温（图5-16-11），及时绘制体温单（图5-16-12）。

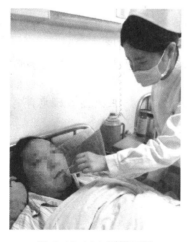

图 5-16-11　测量口温

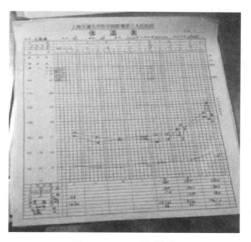

图 5-16-12　体温单

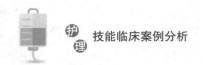

3. 体温单绘制要点

（1）眉栏：用蓝黑水笔书写，如有转床或转科，在原床号或原科名称的右上角标注转床/科的名称。

（2）"住院日数"栏为病人实际住院日期，用蓝色墨水笔填写阿拉伯数字，从入院第1天起依次填写。在每一页的第1日应填写年、月、日，其余6d只写日，如遇到新的月份或年度开始时应填写月或年，换页时续写。

（3）"手术后日数"栏为手术（分娩）后的日数，用红色墨水笔填写。手术（分娩）当日为术日；手术（分娩）后的次日为手术后第1日，填写"1"，依次填写至"14日"为止。若术后日期已填好，而在14d内又行2次手术，则将第1次手术天数作为分母，第2次手术天数作为分子填写，第3次手术以此类推，每次手术填满14日止。

（4）在"40~42℃"之间相应时间栏内纵向顶格敲入院、转入、分娩、出院、死亡时间章。除手术、请假不写具体时间外，其余均按24h制，时间记录精确到"分钟"，要与医师记录一致，如实填写。

（5）口腔温度以"●"表示，腋下温度以×表示，直肠温度以"○"表示，相邻2次温度用蓝线相连。高热采取降温措施30min后测得的体温绘制在降温前体温的同一纵格内，若降温后体温下降，以红色"○"表示，并用红虚线与降温前体温相连，下一次体温应与降温前的体温相连；体温无变化时在降温前温度外画红色"○"表示。体温不升时，在35℃线处敲章。将每次测得的脉搏，用红色墨水笔绘制于体温单相应时间格内。在"呼吸"栏相应时间格内填写测得的病人呼吸次数，用"○"表示。

（6）测体温时若因检查等情况病人不在，回来后要及时补测，并绘于体温单上。如特殊情况必须外出者，须经医师批准书写请假单。若病人拒绝测体温、擅自离院，需记录在护理记录单上，在"40~42℃"之间敲"外出"章；其外出时间，护士不测试和绘制体温、脉搏、呼吸，返院后的体温、脉搏与外出前后体温不相连，即曲线在该时间格内间断。

（7）"体重"栏记录病人实测体重，以"kg"为单位，填写阿拉伯数字。新入院时测量1次，如病人为轮椅或平车推入病房，则记录"卧床"。常规每周测量1次并记录。病情危重或卧床不能测量者应在该项目栏内填写"卧床"字样。

（8）记录病人在院进行过敏试验药物的名称，皮试结果阴性则在药物名称后敲"（－）"章；皮试结果阳性则在药物名称后敲"（＋）"章。

（9）体温单绘制要整洁，字迹清晰，无涂改。护理记录与体温单数字必须相符。

（贾　云　王园园　顾惠萍　徐晓燕）

**图书在版编目(CIP)数据**

护理技能临床案例分析/张美琴主编. —上海：复旦大学出版社,2014.9(2018.1 重印)
ISBN 978-7-309-10844-6

Ⅰ. 护… Ⅱ. 张… Ⅲ. 护理学-医学院校-教材 Ⅳ. R47

中国版本图书馆 CIP 数据核字(2014)第 162376 号

**护理技能临床案例分析**
张美琴　主编
责任编辑/魏　岚

复旦大学出版社有限公司出版发行
上海市国权路 579 号　邮编：200433
网址：fupnet@ fudanpress.com　http://www.fudanpress.com
门市零售：86-21-65642857　　团体订购：86-21-65118853
外埠邮购：86-21-65109143　　出版部电话：86-21-65642845
杭州日报报业集团盛元印务有限公司

开本 787×1092　1/16　印张 12.75　字数 287 千
2018 年 1 月第 1 版第 3 次印刷

ISBN 978-7-309-10844-6/R·1399
定价：38.00 元